单穴按压

轻松学

崔晨华 双福 编

毛德刚 主审

中国纺织出版社有限公司 | 国家一级出版社
全国百佳图书出版单位

内容简介

本书为读者详细介绍了经络及单穴按压的基本知识，重点解析了对症按压的方法，每个病症都配有专家指导的真人演示按摩手法，并随症附加特效小偏方、医师提示等特色内容。针对人群广泛，分类清晰，查找方便，操作简便易懂，让您用简单、无不良反应的方法治病防病，防微杜渐改善健康状态，由外及内调理体质、美容养颜。

书中的实景按摩演示图片，方便读者精准把握穴位位置和按摩手法，轻松学习，防治常见病症和身体不适，助您和家人按出健康，快乐生活！

图书在版编目（CIP）数据

单穴按压轻松学 / 崔晨华，双福编 . -- 北京：中国纺织出版社，2015.8（2024.3 重印）
　　ISBN 978-7-5180-0080-7

　　Ⅰ．①单… Ⅱ．①崔… ②双… Ⅲ．①穴位按压疗法　Ⅳ.① R245.9

　　中国版本图书馆 CIP 数据核字（2015）第 086706 号

责任编辑：樊雅莉　　　　　　　　责任印制：王艳丽

中国纺织出版社出版发行
地址：北京市朝阳区百子湾东里 A407 号楼　　　邮政编码：100124
邮购电话：010—67004422　　　传真：010—87155801
http://www.c-textilep.com
E-mail：faxing@c-textilep.com
中国纺织出版社天猫旗舰店
官方微博 http://weibo.com/2119887771
鸿鹄（唐山）印务有限公司印刷　　各地新华书店经销
2015 年 8 月第 1 版　　2024 年 3 月第 2 次印刷
开本：710×1000　　　1/16　　　印张：10
字数：108 千字　　　定价：49.80 元

如何使用这本书

为了方便您学习单穴按压，特此将本书的结构和使用方法向您——介绍。

本书特色

● **基础知识介绍详细**

本书前两章详细介绍了单穴按压必备的基础知识，包括辅助工具、常用按摩手法、简便取穴法、经脉循行、经穴分布及经脉的特效穴位等。

● **分步图解**

对症按压步骤清晰，并配有真人按摩步骤图，一看就懂，一学就会。

● **适合全家人使用**

本书不仅介绍一般大众常见病痛的防治，还根据年龄段和性别进行细分，可满足不同读者的需求，让全家人都受益。

● **病症名**

常见病症、不适症状的名称。

● **疗程**

根据病痛情况按压一段时间可达到某种程度，然后再决定是否继续。

● **症状表现**

病痛在身体上表现出来的可见可感的异常状态。

● **原因**

出现病痛及不适症状的原因。

● **按压步骤文字**

包括按压穴位、手法、时间，依步骤循序按压，效果更佳。

● **穴位骨位图**

标注穴位的精确位置。

● **黄星星**

穴位在实体图上的位置。

● **箭头**

按压、拿捏的方向。

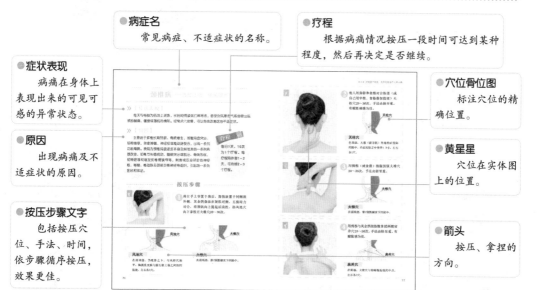

● **真人演示图**

真人演示按摩手法。

● **简易取穴**

最简单的取穴方法。

● **医师提示**

穴位按压过程中的注意事项和日常养护。

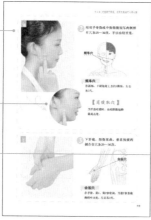

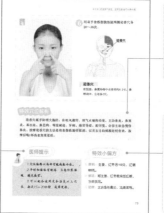

● **特效穴位解析**

因某一常用穴位对相关病痛有特殊效果而对此穴位进行详细解析。

● **特效小偏方**

在饮食或其他方面能有效缓解或治疗病痛的方法，可单独使用，也可配合穴位按压使用。

声明：本书适用于一般读者，身体状况特殊的读者使用前应先咨询医生。

目录 Contents

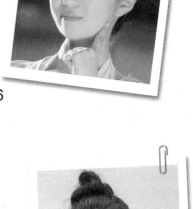

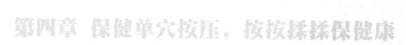

第四章 保健单穴按压，按按揉揉保健康

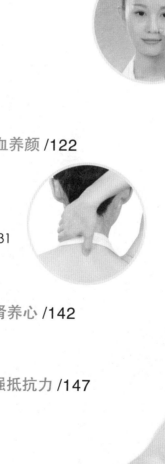

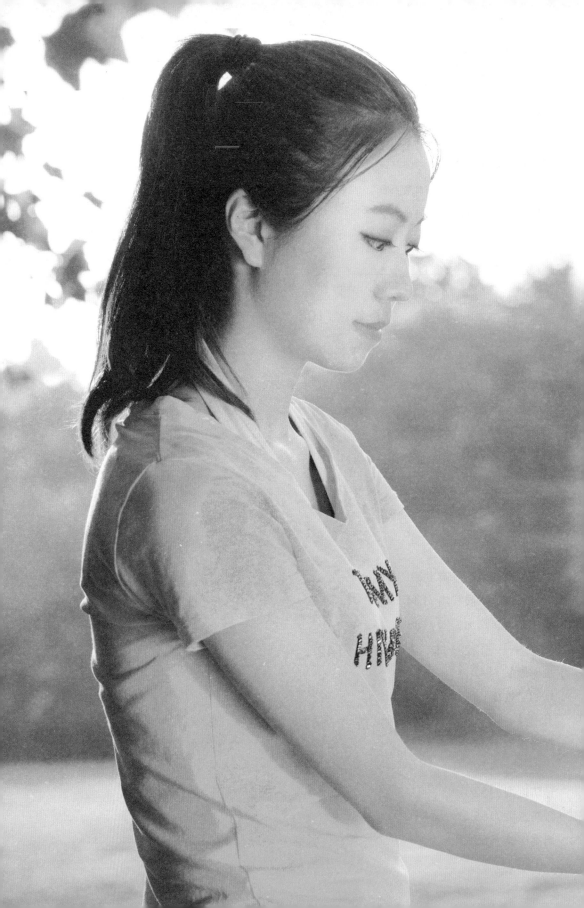

第一章

单穴按压，一学就会

◎单穴按压，"以手代针之神术也"

◎巧用身边的小器具和润滑剂

◎快速掌握正确按摩手法

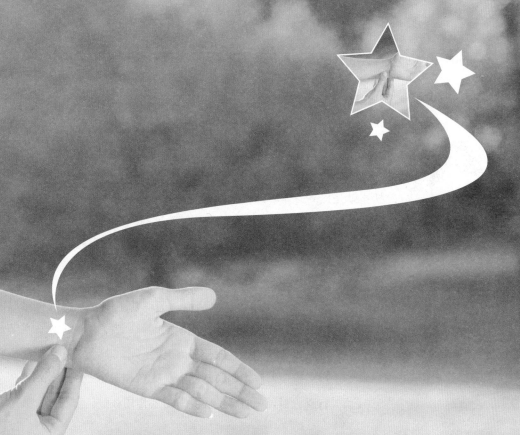

单穴按压，
"以手代针之神术也"

单穴能治病，治疗疼痛病症立竿见影

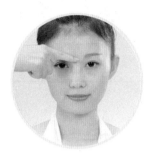

一谈到穴位，人们可能自然而然地联想到影视作品或武侠小说中神通广大的"点穴"功。其实穴位并非只在武学上显示神威，在临床治疗和养生保健中的作用也非同一般，尤其在中医脏腑、经络理论指导下，单穴按压治疗内、外、妇、儿、五官科等病症，有十分显著的功效。

由于单穴按压大多是循经取穴，按压刺激相应穴位，因而可使气血循经络运行，防止气血滞留，达到疏通经络、畅达气血、辅助治疗疾病的目的。疏通经络是单穴按压最主要、最直接的作用。中医理论认为"不通则痛"，即经络闭阻不通可以引发多种病症。经络闭阻不通，气血运行不畅，甚至气滞血瘀，从而引发肢体或脏腑的肿胀、疼痛。根据经络与脏腑在生理病理上相互影响的机理，在穴位上施以手法取得"通其经脉，调其气血"的作用，从而排除致病因素，治愈疾病。

单穴能防病，防微杜渐改善身体健康状况

◎扶正祛邪 摆脱亚健康

扶正就是提高身体的抗病能力，祛邪就是祛除致病因素。中医认为疾病的过程就是正气与邪气相互斗争的过程。点穴按摩能通过手法来补充正气和祛除邪气，增强身体抵抗能力，从而扶正祛邪、摆脱亚健康。

◎调和气血，保健养生

穴位按压可行气活血、通调营卫阴阳，所以按压后血液循环加快，皮肤浅层的毛细血管扩张，肌肉放松，关节灵活。患者除了被按摩部分有温暖舒适的感觉外，全身还有轻松、愉快、舒适与灵活感，使人精神振奋、疲劳顿消，久久行之，对保证身体健康具有重要作用。

◎增强免疫力

单穴按压主要是通过对身体局部刺激，促进整体新陈代谢，从而调整人体各部分功能的协调统一，保持身体阴阳相对平衡，增强身体的自然抗病能力。临床实践证明，单穴按压具有抗炎、退热、提高免疫力的作用。

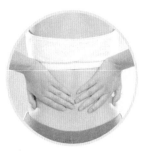

单穴按压能美容，由外及内调理养颜

中国传统医学四大经典著作之一《黄帝内经》，在2000多年前就有按摩治疗多种疾病的记载，其中按摩治疗口眼㖞斜，是按摩用于美容的最早例证。按摩美容是我国传统医学中独特的摄生保健方法之一。

人体在进行长时间的新陈代谢后，会出现气血瘀滞、代谢缓慢的状况。此类状况下体内容易产生危害健康的毒素。在躯体的一定部位，施以不同手法的按揉，使其经脉宣通、气血和调、虚补实泻，能够产生促进血液循环、排除毒素、延缓皮肤衰老、促进容颜姣好的效果。具体而言，单穴按压可以产生以下美容效果。

●调节面部的血液循环，活血化瘀，轻皱减斑。

●帮助肌肤排出废物和二氧化碳，让肌肤更加紧致有弹性。

●缓解过多水分引起的肿胀和松弛。

●提高肌肤的代谢率，从而提高美容产品的吸收效果。

●减少皮肤中油脂的积累，预防肥胖发生，还可以减少衰亡的上皮细胞，改善皮肤呼吸，增加皮肤光泽。

单穴按压确实是一种有效的美容方法，想要拥有一份健康和美丽，不妨常揉一揉脸部，改善淋巴循环，减缓衰老。

巧用身边的小器具和润滑剂

小器具

可使用一些器具来辅助点穴按摩，更加省力、简便，而且易于掌握。

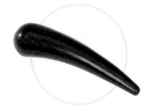

◎特制点穴按摩棒

以水牛角材料为最好，用光滑一端点按穴位。

◎经过加工的竹筷

找一根竹筷，把头部磨成光滑的绿豆大小的半球状；也可以找一根现成的塑料之类的东西，总之头部需要光滑，呈绿豆大小的半球状为宜。

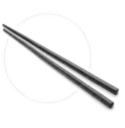

◎梳子

每天晨起时，若能用梳子梳头10余遍，则对大脑、头皮的血液循环和新陈代谢很有益处。

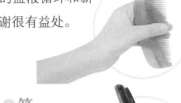

◎踩石

经常在铺设鹅卵石的路上行走运动，可以刺激足底穴位，起到促进和改善下肢血液循环、强身健体、预防疾病的作用。

◎笔

用比较圆滑的一端点按穴位。

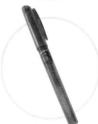

润滑剂

点穴按摩时，在手上或患部涂一点类似润滑剂的物质，既可以提高按摩的效果，又可以减少摩擦，避免损伤皮肤。常见的润滑剂有下面几种。

◎粉剂

如爽身粉和滑石粉，前者有吸水、清凉、增加皮肤润滑的作用，并可防止手法造成皮肤损伤，宜在皮肤出汗时使用；后者主要起润滑和防止皮肤受损的作用。

◎油剂

即芝麻油、菜籽油或浸有药物的油剂。临床治疗一般选用一些有治疗作用、无刺激性的油类，掺入适当的药末，成为油液或药膏，可起到滋润及辅助治疗的作用。常用的有冬青油、松节油、红花油、麻油等。

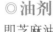

◎酒剂

即白酒或浸泡过药物的酒剂。将辨证配方中药浸泡于白酒中而制成的药酒，按摩时涂擦于施治部位，可帮助提高疗效。可以根据不同病情辨证选用相关药酒，如三七酒、风湿酒等。

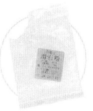

◎水剂

按摩常用的水剂有葱姜水，具有发散风寒、驱散外邪等作用。

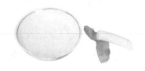

快速掌握正确按摩手法

按摩手法是推拿治病的关键之一，因为手法的熟练程度及如何适当运用手法，对医疗效果有直接影响，因此对手法的要求和掌握就显得非常重要了。

点穴按摩有多种基本手法：即按法、擦法、推法、捏法、掐法、揉法、抹法等。

按法

◎操作要领

以拇指或掌根等部在一定的部位或穴位上逐渐向下用力按压。按法适用于全身各部位。按法又分指按法、掌按法、屈肘按法等。

◎指按法：拇指伸直，用拇指指面着力于经络或穴位上，垂直向下按压，其余四指张开起支持作用，并协同用力。

◎掌按法：腕关节背伸，用掌面或掌根着力进行按压，可单手也可双手。

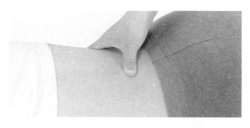
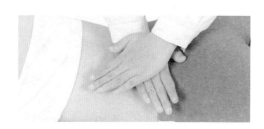

◎屈肘按法：用屈肘时突出的肘尖部分按压体表。

◎医师提示

按法操作时着力部位要紧贴体表，不可移动，用力要由轻而重，不可用暴力猛然按压。

擦法

◎操作要领

用手掌（掌擦法）或大鱼际（鱼际擦法）、小鱼际（侧擦法）着力于一定的部位上，进行直线擦动，或上下，或左右，不可歪斜。动作稍快，用力要均匀。

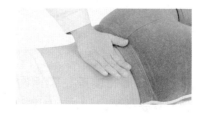

◎医师提示

掌擦法在动作上虽和掌推法有相似，但在速率上掌擦法要比掌推法快，更不同的是掌擦法不具备掌推法那样大的压力。而且掌推法多为单方向直线运动，而掌擦法多为直线往返动作。

推法

◎ 操作要领

用手指指腹（或指端）、手掌或肘尖部紧贴皮肤，向前或向上或向两边推，亦可沿筋肉结构形态顺而推之。

儿童按摩中通常使用直推法、旋推法和分推法。

◎ 直推法：用拇指桡侧缘或螺纹面，也可用食指、中指螺纹面在穴位上做单方向的直线推动，速度在每分钟250～300次。常用于线状穴位，如开天门、推天柱骨、推大肠、推三关等。

◎ 旋推法：用右手拇指螺纹面在穴位上做顺时针或逆时针方向的旋转推摩，约每分钟200次。主要用于手部的面状穴位，如补肾等。一般旋推为补。

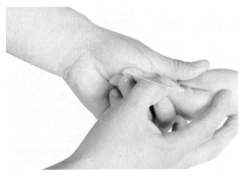
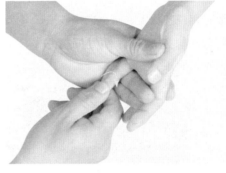

◎ 分推法：用双手拇指桡侧缘或螺纹面，或用双手食指、中指螺纹面从穴位中间向两旁做分开推动。每分钟250～300次。

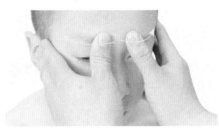

捏法

◎ 操作要领

用拇指和食指、中指两指相对，夹提皮肤，双手交替捻动，向前推进。捏动时以腕关节用力为主，指关节作连续不断、灵活轻巧的挤捏，用力要均匀柔和。

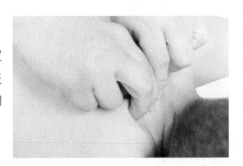

掐法

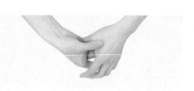

◎ 操作要领

用拇指或食指指腹，在穴位上反复掐按。

揉法

◎ 操作要领

用掌根、大鱼际或指腹部贴附在一定部位或穴位上，做轻而缓和的回旋揉动，适用于全身各部。

揉法又分为：指揉法、鱼际揉法、掌揉法等。

◎ 指揉法：用指面或指腹轻按在某一穴位或部位上，作轻柔的小幅度环旋揉动。

◎ 鱼际揉法：用手掌的大鱼际部分，吸附于一定的部位或穴位上，作轻轻的环旋揉动。

◎ 掌揉法：掌根部着力，以腕关节连同前臂作小幅度的回旋揉动。

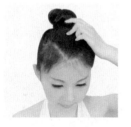

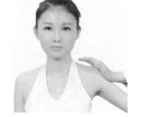

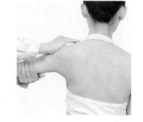

◎ 医师提示

操作时腕部放松，摆动前臂来带动腕和掌指，揉动时需蓄力于指，吸定在操作部位。

抹法

◎ 操作要领

用单手或双手螺纹面或掌面紧贴皮肤，用力做上下、左右、弧形、曲线或任意往返推动的手法。用力要均匀，动作要和缓，做到轻而不浮，重而不滞。

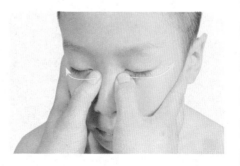

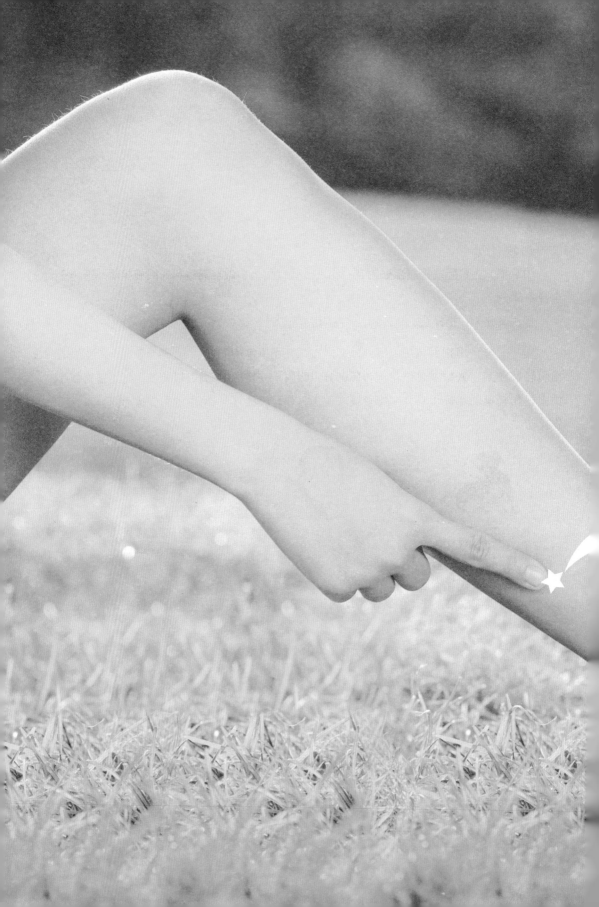

第二章

认准经穴，一按见效

◎基本经穴原理——单穴按压的神奇所在

◎简便取穴法——如何3秒钟找准穴位

◎不可不知的黄金经络、奇穴

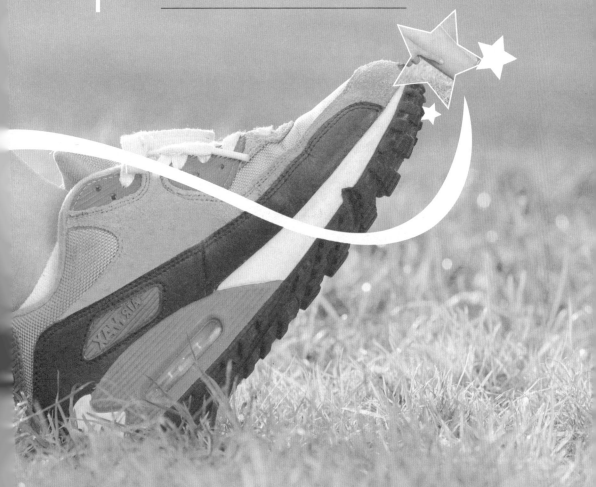

基本经穴原理
——单穴按压的神奇所在

单穴按压疗法属中医外治法的范畴，但"外治之理即内治之理"。

中医理论认为，人体中有一个运行气血，联络脏腑器官、皮肤、肌肉，沟通人体上下、内外的网状通道，这就是经络。在人体的经络上有许多气血输注出入之处，就像一个个小孔一样，它们就是穴位。

因穴位分别归属于各经脉，经脉又隶属于一定的脏腑，故腧穴—经脉—脏腑间形成了不可分割的联系。内脏若有疾病，在身体表面的相关穴位就会有所表现，呈现出异状。而对这些穴位进行按压，力度透达于内，就有抗御外邪、保卫机体的作用。

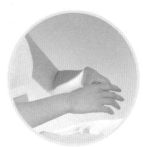

简便取穴法
——如何3秒钟找准穴位

穴位具有自我保护的特性，如果没有特别的方法，很难找准确。最常用、最简便的取穴方法有指寸定位法、体表标志法。

指寸定位法

又称同身寸法，是以自己的手指为标准，量取腧穴的定位方法，常用的有以下3种。

◎中指同身寸

以中指弯曲时，中节桡侧两端纹头之间的距离作为1寸。可用于四肢直寸和腰背部横寸。

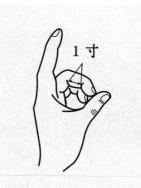

1寸

◎拇指同身寸

以拇指指关节的宽度作为 1 寸。常用于四肢部直寸。

◎横指同身寸

又称一夫法，将食指、中指、无名指和小指并拢时，以中指中节横纹为准，四指的宽度定为 3 寸。多用于下肢、下腹部的直寸和背部的横寸。

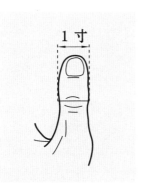

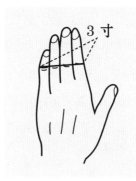

温馨提示

本书中，"寸"为中医学特指的计量单位，1寸非绝对长度3.3厘米，而是相对长度，即同身寸，因人而异。根据本人手指比量确定尺寸取穴才准确，后同。

体表标志法

有固定标志法和活动标志法两种，是取穴最常用、最方便、最准确的方法。

◎固定标志法

即以人体表面固定不移，又有明显特征的部位，如人的五官、指（趾）甲、乳头、肚脐等作为取穴的标志。如两眉之间定印堂，鼻尖定素髎，脐中定神阙，两乳头连线中点定膻中等。

◎活动标志法

是依据人体某局部活动后出现的隆起、凹陷、孔隙、皱纹等作为取穴标志的方法。如屈肘纹头取曲池，握拳掌横纹头取后溪，张口取听宫、听会，闭口取下关等。

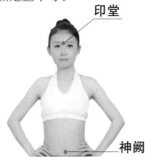

印堂

神阙

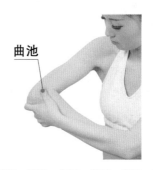

曲池

不可不知的黄金经络、奇穴

任脉

》主治病候

本经腧穴主治胸、腹、颈、头面的局部病症和相应的内脏器官疾病，少数腧穴有强壮作用或可治疗神志病，如疝气、带下、腹中结块等。

》相关内脏

其主干行于胸前正中线，按十四经流注与督脉衔接，交于手太阴肺经。联系的脏腑器官有丹田、下焦、肝、胆、肾、膀胱、咽喉、唇口、目。

》经穴歌诀

任脉起于会阴穴，曲骨中极关元锐，
石门气海阴交仍，神阙水分下脘配，
建里中上脘相连，巨阙鸠尾蔽骨下，
中庭膻中慕玉堂，紫宫华盖璇玑夜，
天突结喉是廉泉，唇下宛宛承浆舍。

》经脉循行

起于小腹内，下出会阴，向上行于阴毛部，沿着腹内，向上经过关元等穴，到达咽喉部，再上行环绕口唇，经过面部，进入目眶下（承泣）。

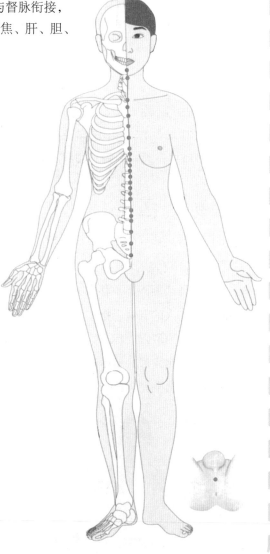

》经穴分布

本经经穴主要分布在会阴部、腹胸前正中线、颈部、颏部，起于会阴，止于承浆，包括会阴、曲骨、中极、关元、石门、气海、阴交、神阙、水分、下脘、建里、中脘、上脘、巨阙、鸠尾、中庭、膻中、玉堂、紫宫、华盖、璇玑、天突、廉泉、承浆，共计24穴。

>> 特效穴位

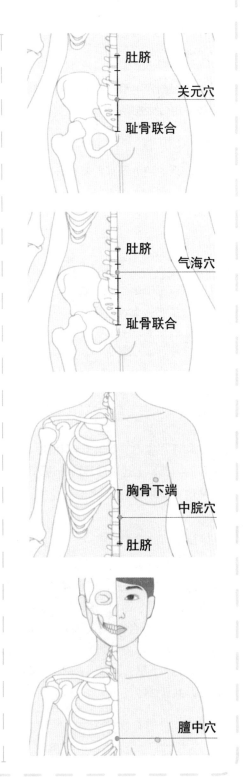

关元

【位　置】仰卧位。在下腹部，前正中线上，当脐下3寸。

【功　效】保健要穴。主治遗精，阳痿，早泄，痛经，月经不调，不孕，遗尿，泄泻，虚劳羸瘦无力等。

气海

【位　置】仰卧位。在下腹部，前正中线上，当脐中下1.5寸。

【功　效】保健要穴。主治腹痛，泄泻，大便难，遗尿，淋证，遗精，阳痿，崩漏，带下，月经不调，中风虚脱等。

中脘

【位　置】仰卧位。在上腹部，前正中线上，当脐中上4寸。（注：前正中线，胸剑联合与脐中连线中点取穴。）

【功　效】主治胃肠不适，腹痛，腹胀，失眠，脏躁，癫痫等。

膻中

【位　置】仰卧位。在胸部，当前正中线上，平第4肋间，两乳头连线的中点。

【功　效】主治咳嗽，气喘，气短，胸痛，心悸，心烦，噎膈，呃逆，胸痹心痛等。

肚脐

关元穴

耻骨联合

肚脐

气海穴

耻骨联合

胸骨下端

中脘穴

肚脐

膻中穴

督脉

》 主治病候

本经腧穴主治神志病，热病和腰骶、背、头项局部病证，以及相应的内脏疾病，如脊柱强痛、角弓反张等。

》 相关内脏

联系的腑脏器官主要有丹田、下焦、肝、胆、肾、膀胱、心、脑、喉、目。

》 经穴歌诀

督脉中行二十八，长强腰俞腰阳关，
命门悬枢接脊中，筋缩至阳灵合逸，
神道身柱陶道长，大椎平肩二十一，
哑门风府脑户深，强间后顶百会率，
前顶囟会上星圆，神庭素髎水沟窟，
兑端开口唇中央，龈交唇内任督毕。

》 经脉循行

起于小腹内，下出于会阴部，向后行于脊柱的内部，上达项后风府，进入脑内，上行巅顶，沿前额下行鼻柱。

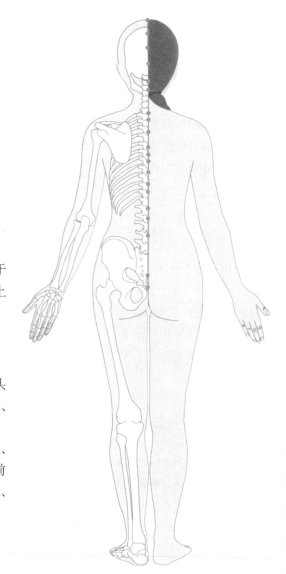

》 经穴分布

本经经穴分布在骶腰背后正中线上、头部、面部，起于长强，止于龈交，包括长强、腰俞、腰阳关、命门、悬枢、脊中、中枢、筋缩、至阳、灵台、神道、身柱、陶道、大椎、哑门、风府、脑户、强间、后顶、百会、前顶、囟会、上星、神庭、素髎、水沟、兑端、龈交，共计28穴。

≫ 特效穴位

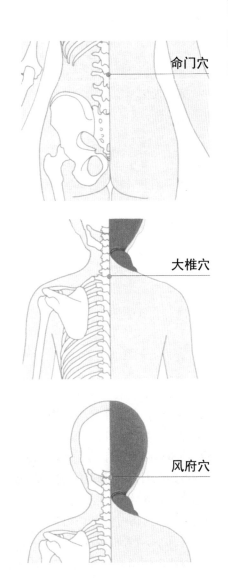

命门

【位 置】俯卧位。在腰部，当后正中线上，第2腰椎棘突下凹陷中。

【功 效】主治虚损腰痛，手足逆冷，五劳七伤；遗精，阳痿；带下，不孕，月经不调，胎屡坠；遗尿，尿频，五更泄；头晕，耳鸣；癫痫，惊恐等。

大椎

【位 置】俯伏坐位。在后正中线上，第7颈椎棘突下凹陷中。

【功 效】主治虚证，寒证；颈背强痛，颈肩疼痛；热病，午后潮热，疟疾；癫狂，小儿惊风等。

风府

【位 置】正坐位。在项部，当后发际正中直上1寸，枕外隆凸直下，两侧斜方肌之间凹陷中。

【功 效】本穴为祛风要穴之一，内中风及外风所致病症均可选用。主治癫痫，癔病；舌强不语，失音，咽喉肿痛，头痛，头晕，颈项强急等。

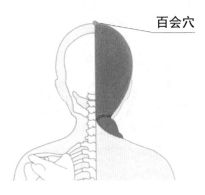

百会

【位 置】正坐位。在头部，当前发际正中直上5寸（或两耳尖连线的中点处）。

【功 效】头顶部要穴，按压时须柔和，并用一点力。主治头面部疾患，神经疾患；脱肛，阴挺，久泄不止，胃、肾下垂等。

手太阴肺经

》 主治病候

本经腧穴主治头面、喉、胸、肺病，以及经脉循行部位的其他病症，如咳嗽、气喘、少气不足以息、咯血、伤风、胸部胀满、咽喉肿痛、缺盆部及手臂内侧前缘痛、肩背寒冷疼痛等。

》 相关内脏

本经属肺，联络着胃、喉咙、气管、大肠。

》 经穴歌诀

手太阴肺十一穴，中府云门天府诀；
侠白尺泽孔最存，列缺经渠太渊涉；
鱼际少商如韭叶。

》 经脉循行

起于中焦，向下联络大肠，回绕过来沿着胃的上口，通过横膈，入属肺脏，从肺系（气管、喉咙）横行出胸壁外上方（中府），向下沿上臂内侧，行于手少阴心经和手厥阴心包经的前面，下行到肘窝中，沿着前臂内侧前缘，进入寸口，经过鱼际，沿着大鱼际的边缘，出拇指内侧端（少商）。

手腕后方的支脉：从列缺处分出，一直走向食指内侧端（商阳），与手阳明大肠经相接。

》 经穴分布

本经经穴分布在胸部的外上方、上肢掌面桡侧和手掌及拇指的桡侧，包括中府、云门、天府、侠白、尺泽、孔最、列缺、经渠、太渊、鱼际、少商，左右各 11 穴。

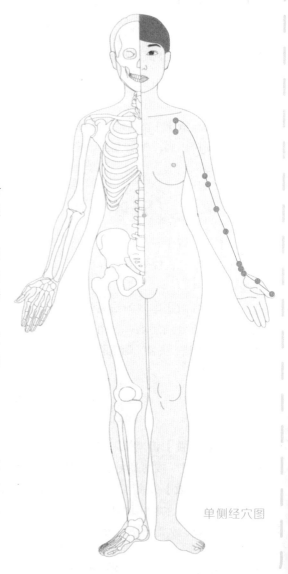

单侧经穴图

≫ 特效穴位

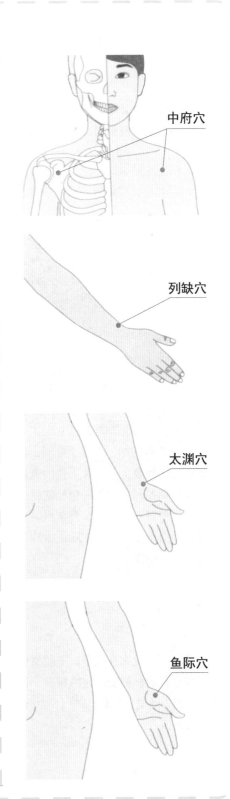

中府穴

列缺穴

太渊穴

鱼际穴

中府

【位　置】正坐或仰卧。在胸前壁外上方，云门穴下1寸，平第1肋间隙，距前正中线6寸。

【功　效】主治咳嗽，气喘，胸痛，胸中烦满，肩背痛等。

列缺

【位　置】微屈肘，侧腕掌心相对。在前臂桡侧缘，桡骨茎突上方，腕横纹上1.5寸。当肱桡肌与拇长展肌腱之间。

【功　效】主治呼吸系统疾患，掌中热，上肢不遂，偏正头痛，项强（《四总穴歌》载："头项寻列缺"），惊痫，牙痛，尿血，小便热，阴茎痛等。

太渊

【位　置】伸臂仰掌。在腕掌侧横纹桡侧，桡动脉搏动处。

【功　效】主治腕掌、呼吸系统疾患，胸背痛，缺盆中痛，无脉症，噫气，呃逆，呕吐等。

鱼际

【位　置】侧腕掌心相对，自然半握拳。在手拇指本节（第一掌指关节）后凹陷处，约当第一掌骨中点桡侧，赤白肉际处。

【功　效】主治呼吸系统疾患，掌心热，身热，外感热病（为清肺热之要穴），咳嗽，咳血，失音，喉痹，小儿单纯性消化不良等。

手少阴心经

》主治病候

本经腧穴主治心、胸、神志病以及经脉循行部位的其他病症，如心痛、咽干、口渴、目黄、胁痛、上臂内侧痛、手心发热等。

》相关内脏

本经属心，联络着心系、食管、目系、小肠。

》经穴歌诀

九穴午时手少阴，极泉青灵少海深，
灵道通里阴郄遂，神门少府少冲寻。

》经脉循行

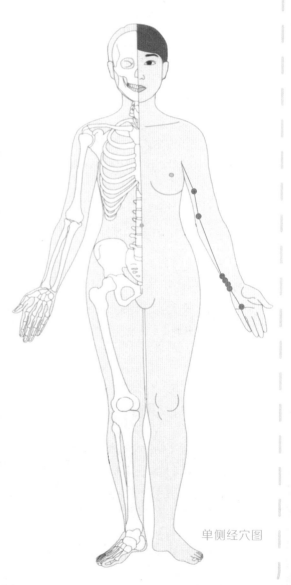

起于心中，出属心系（心与其他脏器相连系的部位），通过横膈，联络小肠。

心系向上的脉：夹着咽喉上行，连系于目系（眼球连系于脑的部位）。

心系直行的脉：上行于肺部，再向下出于腋窝部（极泉），沿着上臂内侧后缘，行于手太阴肺经和手厥阴心包经的后面，到达肘窝，沿前臂内侧后缘，至掌后豌豆骨部进入掌内。沿小指内侧至末端（少冲），与手太阳小肠经相接。

》经穴分布

本经经穴分布在腋下，上肢掌侧面的尺侧缘和小指的桡侧端，包括极泉、青灵、少海、灵道、通里、阴郄、神门、少府、少冲，左右各9穴。

单侧经穴图

》特效穴位

极泉

【位　置】正坐或仰卧位。上臂外展，在腋窝顶点，腋动脉搏动处。

【功　效】主治胸胁疼痛，肘臂冷痛，上肢瘫痪；胸闷，气短，心痛，心悸，心悲不乐，掌中热等。

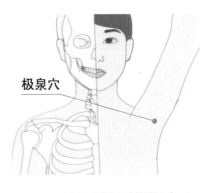

极泉穴

少海

【位　置】正坐，屈肘90°。在肘横纹内侧端与肱骨内上髁连线的中点处。

【功　效】主治肘臂挛痛，麻木，颤抖；心痛，癫、狂、痫，癔病，善笑，健忘；头痛目眩，暴喑等。

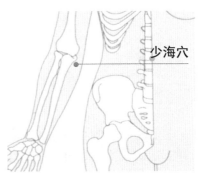

少海穴

通里

【位　置】正坐，仰掌。在前臂掌侧，当尺侧腕屈肌腱的桡侧缘，腕横纹上1寸。

【功　效】主治暴喑，舌强不语，心悸怔忡，悲恐畏人，心痛，臂掌挛痛麻木；妇女崩漏，月经过多；遗尿等。

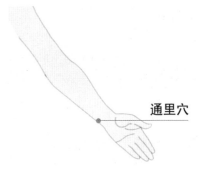

通里穴

神门

【位　置】正坐，仰掌。在腕部，腕掌侧横纹尺侧端，尺侧腕屈肌腱的桡侧凹陷处。

【功　效】主治心痛，心烦，健忘失眠，惊悸怔忡，痴呆悲哭，癫狂，痫证，失音；呕血，吐血，便血，掌中热等。

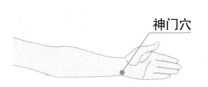

神门穴

手厥阴心包经

>> 主治病候

本经腧穴主治心、胸、胃、神志病以及经脉循行部位的其他病症，如心痛、胸闷、心悸、心烦、癫狂、腋肿、肘臂挛急等。

>> 相关内脏

本经联系着心、三焦。

>> 经穴歌诀

九穴心包手厥阴，天池天泉曲泽深，
郄门间使内关对，大陵劳宫中冲侵。

>> 经脉循行

起于胸中，出属心包络，向下通过横膈，从胸至腹依次联络上、中、下三焦。

胸部支脉：沿着胸中，出于胁部，至腋下3寸处（天池）上行到腋窝中，沿上臂内侧，行于手太阴肺经和手少阴心经之间，进入肘窝中，向下行于前臂两筋（掌长肌腱与桡侧腕屈肌腱）的中间，进入掌中，沿着中指到指腹（中冲）。

掌中支脉：从劳宫分出，沿着无名指到指腹（关冲），与手少阳三焦经相接。

>> 经穴分布

本经经穴分布在乳旁，上肢掌侧面中间及中指末端，起于天池，止于中冲，包括天池、天泉、曲泽、郄门、间使、内关、大陵、劳宫、中冲，左右各9穴。

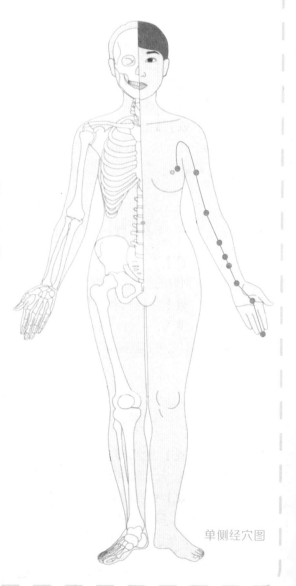

单侧经穴图

》特效穴位

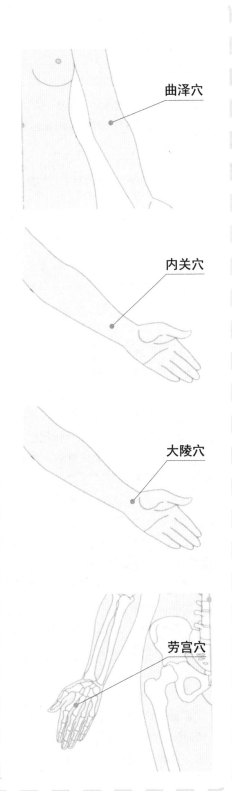

曲泽穴

内关穴

大陵穴

劳宫穴

曲泽

【位　置】正坐或仰卧。在肘横纹中，当肱二头肌腱尺侧缘。

【功　效】主治心痛，心悸，胸痛；呕吐，胃痛，中暑，泄泻；热病，隐疹，肘臂痛等。

内关

【位　置】正坐或仰卧，仰掌。在前臂掌侧，当曲泽与大陵的连线上，腕横纹上2寸，掌长肌腱与桡侧腕屈肌腱之间。

【功　效】主治心脏、头部、神经疾患，胃痛呕吐，呃逆，咳嗽，哮喘，热病，疟疾等。

【医师提示】按揉内关穴时常常会感到一种莫名的刺激感沿着前臂内侧传至心脏，此为较好的刺激效果，但注意适可而止，不要用力过度。

大陵

【位　置】正坐或仰卧仰掌。在腕横纹的中点处，当掌长肌腱与桡侧腕屈肌腱之间。

【功　效】主治心悸，心痛，胸痛，胸闷；癫狂，喜笑不休，善悲泣，惊恐，痫证；皮肤湿疹，疮疡；手腕痹痛，腕下垂等。

劳宫

【位　置】正坐或仰卧仰掌。在手掌心，当第2、第3掌骨之间偏于第3掌骨，握拳屈指时中指尖处。

【功　效】急救要穴。主治中风，昏迷，中暑，心绞痛，癫、狂、痫；五官疾患，鹅掌风等。

手阳明大肠经

>> 主治病候

　　本经腧穴主治头面、五官、咽喉、热病和经脉循行部位的其他病症，如腹痛、肠鸣、泄泻、便秘、痢疾、咽喉肿痛、齿痛、鼻流清涕或出血和本经循行部位疼痛、热肿或寒冷等病症。

>> 相关内脏

　　本经属大肠，联系着口、下齿、鼻、肺。

>> 经穴歌诀

手阳明穴起商阳，二间三间合谷藏，
阳溪偏历温溜长，下廉上廉手三里，
曲池肘髎五里近，臂臑肩髃巨骨当，
天鼎扶突禾髎接，鼻旁五分号迎香。

>> 经脉循行

　　起于食指末端（商阳），沿着食指内（桡）侧向上，通过第1、第2掌骨之间（合谷），向上进入两筋（拇长伸肌腱和拇短伸肌腱）之间（阳溪）的凹陷处，沿前臂前方（偏历、温溜、下廉、上廉、手三里），至肘部外侧（曲池、肘髎），再沿上臂外侧前缘（手五里、臂臑），上走肩端（肩髃），沿肩峰前缘，向上出于颈椎"手足三阳经聚会处"（大椎，属督脉），再向下进入缺盆（锁骨上窝部），联络肺脏，通过横膈，属于大肠。

　　缺盆部支脉：上走颈部，通过面颊，进入下齿龈，回绕至上唇，交叉于人中，左脉向右，右脉向左，分布在鼻孔两侧（迎香），与足阳明胃经相接。

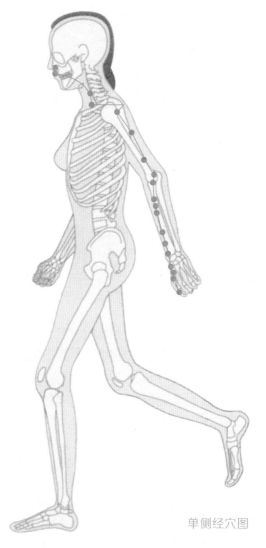

单侧经穴图

>> 经穴分布

　　本经一侧20穴（左右两侧共40穴），其中15穴分布于上肢背面的桡侧，5穴在颈、面部。包括商阳、二间、三间、合谷、阳溪、偏历、温溜、下廉、上廉、手三里、曲池、肘髎、手五里、臂臑、肩髃、巨骨、天鼎、扶突、口禾髎、迎香。

》特效穴位

合谷

【位　置】侧腕对掌，自然半握拳。在手背，第1、第2掌骨间，第2掌骨桡侧缘的中点处。

【功　效】本穴为全身镇痛镇静要穴之一，常用于针刺麻醉。主治头面一切疾患，胃肠病，外感病，皮肤外科病症，产科病症，半身不遂，小儿惊风，狂躁症等。

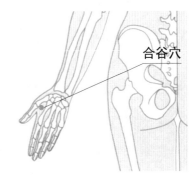

合谷穴

手三里

【位　置】侧腕对掌，伸前臂。在前臂背面桡侧，当阳溪穴与曲池连线上，肘横纹下2寸。

【功　效】主治手臂疾患，腰扭伤，五官疾患，胃肠疾患，瘰疬，隐疹等。

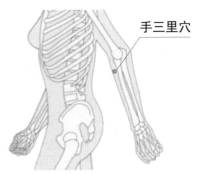

手三里穴

曲池

【位　置】侧腕，屈肘。在肘横纹外侧端，屈肘90°，当尺泽与肱骨外上髁连线中点。

【功　效】主治热病，丹毒，疮、疖、隐疹，瘰疬，疟疾；五官、上肢、胃肠疾患，癫狂，善惊，高血压，月经不调等。

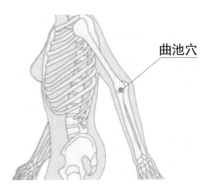

曲池穴

肩髃

【位　置】外展上臂平肩。肩臂活动困难者可自然垂臂。在肩部三角肌上，臂外展，或向前平伸时，当肩峰前下方凹陷处。

【功　效】主治上肢、肩部疾患，瘰疬诸瘿，风热隐疹，牙痛等。

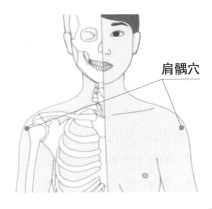

肩髃穴

手太阳小肠经

≫ 主治病候

本经腧穴主治头、项、耳、目、咽喉病，热病，神志病以及经脉循行部位的其他病症，如少腹痛、腰脊痛引睾丸、耳聋、目黄、颊肿、咽喉肿痛、肩臂外侧后缘痛等。

≫ 相关内脏

本经联系着食管、横膈、胃、心、小肠、耳、目。

≫ 经穴歌诀

手太阳穴一十九，少泽前谷后溪数，
腕骨阳谷养老绳，支正小海外辅肘，
肩贞臑俞接天宗，髎外秉风曲垣首，
肩外俞连肩中俞，天窗乃与天容偶，
兑骨之端上颧髎，听宫耳前珠上走。

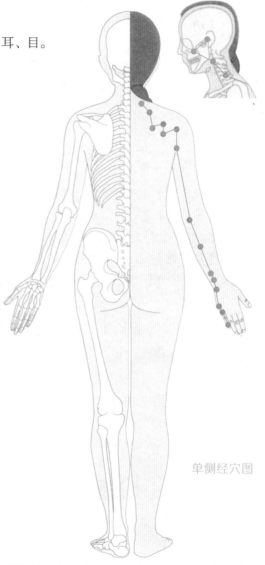

单侧经穴图

≫ 经脉循行

起于手小指外侧端（少泽），沿着手背外侧至腕部，出于尺骨茎突，直上沿着前臂外侧后缘，经尺骨鹰嘴与肱骨内上髁之间，沿上臂外侧后缘，出于肩关节，绕行肩胛部，交会于大椎（督脉），向下进入缺盆部，联络心脏，沿着食管，通过横膈，到达胃部，属于小肠。

缺盆部支脉：沿着颈部，上达面颊，至目外眦，转入耳中（听宫）。

颊部支脉：上行目眶下，抵于鼻旁，至目内眦（睛明），与足太阳膀胱经相接，而又斜行络于颧骨部。

≫ 经穴分布

本经经穴分布在指、掌尺侧、上肢背侧面的尺侧缘，肩胛及面部。包括少泽、前谷、后溪、腕骨、阳谷、养老、支正、小海、肩贞、臑俞、天宗、秉风、曲垣、肩外俞、肩中俞、天窗、天容、颧髎、听宫，左右各19穴。

≫ 特效穴位

少泽

【位　置】俯掌。在手小指末节尺侧，距指甲根角 0.1 寸。

【功　效】主治头痛，项强，咽喉肿痛，耳鸣耳聋；热病昏迷，中风昏迷；乳痈（初起），乳汁少；肩臂外后侧疼痛等。

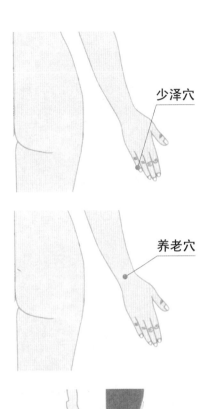

少泽穴

养老穴

养老

【位　置】侧腕对掌。在前臂背面尺侧，当尺骨小头近端桡侧骨缝凹陷中。

【功　效】主治目视不明，头痛面痛；急性腰痛，落枕，肩背肘臂痛，上肢不遂等。

天宗

【位　置】正坐，自然垂臂。在肩胛部，当冈下窝中央凹陷处，与第 4 胸椎相平。

【功　效】主治肩胛疼痛，肘臂外后侧痛，颊颔肿痛；乳痈；咳嗽气喘等。

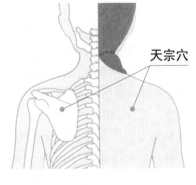

天宗穴

听宫

【位　置】正坐或仰卧。在面部，耳屏前，下颌骨髁状突的后方，张口时呈凹陷处。

【功　效】主治耳鸣耳聋，中耳炎，牙痛，失音，癫疾，痫证等。

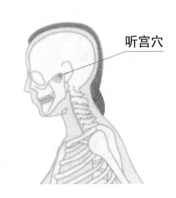

听宫穴

手少阳三焦经

》 主治病候

本经腧穴主治头、耳、目、胸胁、咽喉病、热病以及经脉循行部位的其他病症，如腹胀、水肿、遗尿、小便不利、耳鸣、耳聋、咽喉肿痛、目赤肿痛、颊肿，包括耳后、肩臂肘部外侧疼痛等。

》 相关内脏

本经属三焦，联系着耳、目、心包。

》 经穴歌诀

二十三穴手少阳，关冲液门中渚旁，
阳池外关支沟正，会宗三阳络四渎，
天井清冷渊消泺，臑会肩髎天髎堂，
天牖翳风瘈脉青，颅息角孙耳门当，
和髎耳头前发际边，丝竹空在眉外藏。

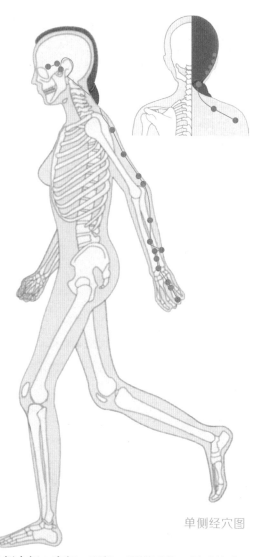

单侧经穴图

》 经脉循行

起于无名指末端（关冲），向上出于第4、第5掌骨间，沿着腕背，出于前臂外侧桡骨和尺骨之间，向上通过肘尖，沿上臂外侧上达肩部，交出足少阳经的后面，向前进入缺盆部，分布于胸中，联络于心包，向下通过横膈，从胸至腹，属上、中、下三焦。

胸中支脉：从胸向上，出于缺盆部，上走项外侧，沿耳后向上，出于耳部上行额角，再屈而下行至面颊部，到达眶下部。

耳部支脉：从耳后进入耳中，出走耳前，与前脉交叉于面颊部，到达眉梢（丝竹空），在目外眦（瞳子髎）与足少阳胆经相接。

》 经穴分布

本经经穴分布在无名指外侧，手背、上肢外侧中间、肩部、颈部、耳翼后缘、眉毛外端，起于关冲，止于丝竹空，包括关冲、液门、中渚、阳池、外关、支沟、会宗、三阳络、四渎、天井、清冷渊、消泺、臑会、肩髎、天髎、天牖、翳风、瘈脉、颅息、角孙、耳门、耳和髎、丝竹空，左右各23穴。

» 特效穴位

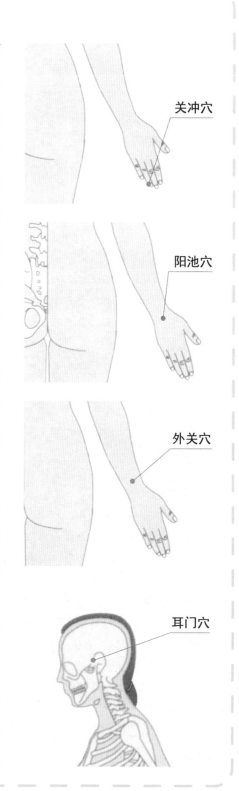

关冲

【位　置】正坐或仰卧，俯掌。在手无名指末节尺侧，距指甲根角 0.1 寸。

【功　效】主治中风昏迷，热病，心烦，中暑；咽喉肿痛，头痛，目赤，耳鸣耳聋等。

关冲穴

阳池

【位　置】正坐或仰卧，俯掌。在腕背横纹中，当指伸肌腱的尺侧缘凹陷处。

【功　效】主治目痛，咽喉肿痛，耳聋；腕痛，肘臂痛；消渴，疟疾等。

【医师提示】按摩阳池穴，最好慢慢进行，时间要长，力度要缓。

阳池穴

外关

【位　置】正坐或仰卧，俯掌。在前臂背侧，当阳池与肘尖的连线上，腕背横纹上 2 寸，尺骨与桡骨之间。

【功　效】主治上肢疾患，偏头痛，目赤肿痛，耳鸣耳聋；热病，腮腺炎，胸胁痛等。

外关穴

耳门

【位　置】正坐，侧伏或侧卧。在面部，当耳屏上切迹的前方，下颌骨髁突后缘凹陷处。

【功　效】主治耳鸣，耳聋，中耳炎，偏头痛，下颌痛，下颌关节作响，牙痛等。

耳门穴

足阳明胃经

>> 主治病候

本经腧穴主治胃肠病和头面、目、鼻、口齿病和神志病，以及经脉循行部位的其他病症，如肠鸣腹胀、水肿、胃痛、呕吐或消谷善饥、口渴、咽喉肿痛、鼻衄、胸及膝髌等本经循行部位疼痛、热病、发狂等。

>> 相关内脏

本经属胃，联系着鼻、目、上齿、口唇、喉咙、乳房、脾。

>> 经穴歌诀

四十五穴足阳明，头维下关颊车停，
承泣四白巨髎经，地仓大迎对人迎，
水突气舍连缺盆，气户库房屋翳屯，
膺窗乳中延乳根，不容承满梁门起，
关门太乙滑肉门，天枢外陵大巨存，
水道归来气冲次，髀关伏兔走阴市，
梁丘犊鼻是三里，上巨虚连口条位，
下巨虚跳上丰隆，解溪冲阳陷谷中，
内庭历兑经穴总。

>> 经脉循行

起于鼻翼两侧（迎香），上行到鼻根部，与旁侧足太阳经交会，向下沿鼻外侧（承泣），进入上齿龈内，回出环绕口唇，向下交会于颏唇沟承浆（任脉）处，再向后沿着口腮后下方，出于下颌大迎处，沿着下颌角颊车，上行耳前，经过上关（足少阳经），沿着发际，到达前额（神庭）。

面部支脉：从大迎前走人迎，沿着喉咙，进入缺盆部，向下通过横膈，属于胃，联络脾脏。

缺盆部直行的支脉：经乳头，向下夹脐旁，进入少腹两侧气冲。

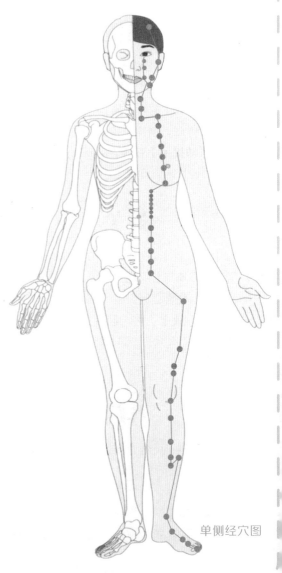

单侧经穴图

胃下口部支脉：从胃下口分出，沿着腹里向下与气冲会合，再由此下行至髀关，直抵伏兔部，下至膝盖，沿着胫骨外侧前缘，下经足跗，进入第 2 足趾外侧端（厉兑）。

胫部支脉：从膝下 3 寸（足三里）处分出，进入足中趾外侧端。

足跗部支脉：从跗上（冲阳）分出，进入足大趾内侧端（隐白），与足太阴脾经相接。

》 经穴分布

足阳明胃经经穴分布在头面部、颈项部、胸腹部、下肢的前外侧面。包括承泣、四白、巨髎、地仓、大迎、颊车、下关、头维、人迎、水突、气舍、缺盆、气户、库房、屋翳、膺窗、乳中、乳根、不容、承满、梁门、关门、太乙、滑肉门、天枢、外陵、大巨、水道、归来、气冲、髀关、伏兔、阴市、梁丘、犊鼻、足三里、上巨虚、条口、下巨虚、丰隆、解溪、冲阳、陷谷、内庭、厉兑，左右各 45 穴。

》 特效穴位

承泣

【位　置】正坐或仰靠，仰卧位。在面部，瞳孔直下，当眼球与眶下缘之间。

【功　效】主治各种眼部疾患，口眼㖞斜等。

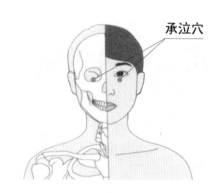
承泣穴

四白

【位　置】正坐或仰靠，仰卧位。在面部，瞳孔直下，当眶下孔凹陷处。

【功　效】主治眼赤痛痒，目翳，迎风流泪，头面疼痛，口眼㖞斜等。

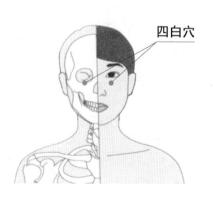
四白穴

天枢

【位　置】仰卧。在腹中部，距脐中2寸（脐正中旁开2寸处）。

【功　效】主治胃肠疾患，痛经，癥瘕，月经不调，崩漏，热病狂言，疝气，水肿等。

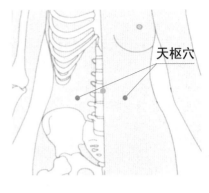

天枢穴

足三里

【位　置】在小腿前外侧，当犊鼻下3寸，距胫骨前缘1横指（中指）。

【功　效】主治胃痛、腹胀、消化不良，下肢痿痹，泄泻、便秘、痢疾、癫狂、中风、脚气、水肿、下肢不遂、心悸等。

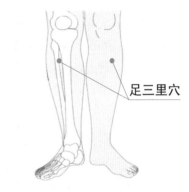

足三里穴

足太阳膀胱经

》主治病候

本经腧穴主治头、项、目、背、腰、下肢部病症以及神志病；背部两条侧线的背俞穴及其他腧穴，主治与其相关的脏腑病症和有关的组织器官病症，如小便不通、遗尿、癫狂、疟疾、目痛、迎风流泪、鼻塞多涕、鼻衄、头痛，以及项、背、腰、臀部和下肢后侧本经循行部位疼痛等。

》相关内脏

本经属膀胱，联系着目、鼻、脑、肾。

》经穴歌诀

足太阳经六十七，睛明目内红肉藏，
攒竹眉冲与曲差，五处上寸半承光。
通天络却玉枕昂，天柱后际大筋外，
大杼背部第二行，风门肺俞厥阴四。

心俞督俞膈俞强，肝胆脾胃俱挨次，
三焦肾气海大肠，关元小肠到膀胱，
中膂白环仔细量，自从大杼至白环，
各节节外寸半长，上髎次髎中复下。

一空二空腰髁当，会阳尾骨外端取，
附分夹脊第三行，魄户膏肓与神堂，
谚语膈关魂门九，阳纲意舍仍胃仓，
肓门志室胞肓续，二十椎下秩边场。

承扶臀横纹中央，殷门浮郄到委阳，
委中合阳承筋是，承山飞扬踝跗阳，
昆仑仆参连申脉，金门京骨束骨忙，
通谷至阴小趾旁。

》经脉循行

起于目内眦（睛明），上额交会于巅顶（百会，属督脉）。

巅顶部支脉：从头顶到颞颥部。

巅顶部直行的脉：从头顶入里络于脑，回出分开下行项后，沿着肩胛部内侧，夹着脊柱，到达腰部，从脊旁肌肉进入体腔，联络肾脏，属于膀胱。

腰部的支脉：向下通过臀部，进入腘窝中。

后项的支脉：通过肩胛骨内缘直下，经过臀部（环跳，属足少阳胆经）下行，沿着大腿后外侧，与腰部下来的支脉会合于腘窝中。从此向下，通过腓肠肌，出于外踝的后面，沿着第5跖骨粗隆，至小趾外侧端（至阴），与足少阴肾经相接。

》经穴分布

本经经穴分布在眼眶、头、项、背腰部的脊柱两侧，下肢后外侧及小趾外侧端，包括睛明、攒竹、眉冲、曲差、五处、承光、通天、络却、玉枕、天柱、大杼、风门、肺俞、厥阴俞、心俞、督俞、膈俞、肝俞、胆俞、脾俞、胃俞、三焦俞、肾俞、气海俞、大肠俞、关元俞、小肠俞、膀胱俞、中膂俞、白环俞、上髎、次髎、中髎、下髎、会阳、承扶、殷门、浮郄、委阳、委中、附分、魄户、膏肓、神堂、谚语、膈关、魂门、阳纲、意舍、胃仓、肓门、志室、胞肓、秩边、合阳、承筋、承山、飞扬、跗阳、昆仑、仆参、申脉、金门、京骨、束骨、足通谷、至阴，左右各67穴。

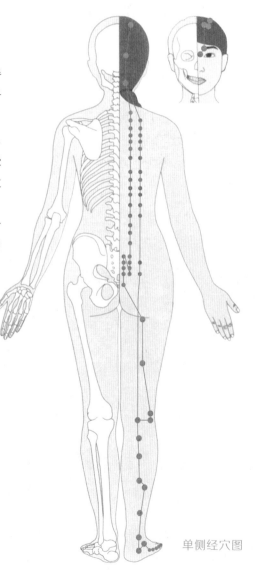

单侧经穴图

攒竹

【位　置】正坐或仰卧。在面部，当眉头陷中，眶上切迹处。

【功　效】主治视物不明，目赤肿痛，迎风流泪，眼睑跳动，头痛，面瘫，呃逆。

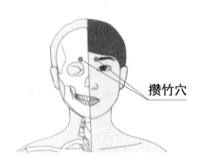

攒竹穴

睛明

【位　置】正坐或仰卧。在面部，目内眦角稍上方凹陷处。

【功　效】主治各种眼病，如目赤肿痛、迎风流泪、夜盲；可缓解头痛，鼻塞，腰痛等。

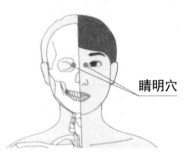

睛明穴

大杼

【位　置】正坐或俯卧。在背部，当第1胸椎棘突下，旁开1.5寸。

【功　效】主治头痛，目眩，咳嗽，鼻塞，颈项强急，肩胛酸痛，中风，癫痫，喉痹等。

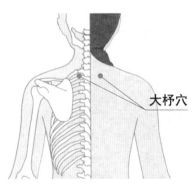

大杼穴

气海俞

【位　置】俯卧。在腰部，当第3腰椎棘突下，旁开1.5寸。

【功　效】主治痛经，崩漏，痔疮，腰痛，肠鸣腹胀等。

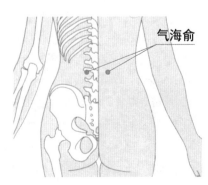

气海俞

关元俞

【位　置】俯卧。在腰部，当第5腰椎棘突下，旁开1.5寸。

【功　效】主治泄泻，小便不利，遗尿，腰痛，腹胀等。

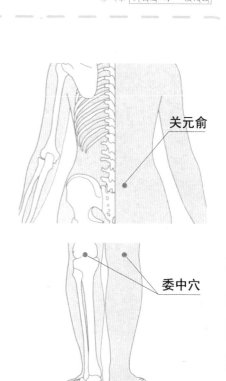

关元俞

委中

【位　置】俯卧。在腘窝横纹中点，当股二头肌腱与半腱肌肌腱的中间。

【功　效】主治腰痛，髋关节屈伸不利，腘肌挛急，下肢痿痹；中风昏迷，半身不遂，癫疾反折；丹毒，疔疮，发背，腹痛，吐泻，中暑；衄血不止（又名"血郄"）；自汗，盗汗，疟疾；遗尿，小便难等。

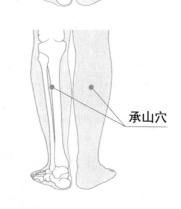

委中穴

承山

【位　置】俯卧位。在小腿后面正中，委中与昆仑之间，当伸直小腿或足跟上提时，腓肠肌肌腹下出现尖角凹陷处。

【功　效】主治腿痛转筋，腰背痛，脚气；腹痛，便秘，疝气；鼻衄，痔疾，癫疾等。

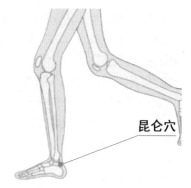

承山穴

昆仑

【位　置】在足部外踝后方，当外踝尖与跟腱之间的凹陷处。

【功　效】主治头痛，项强，肩背拘急，目眩，鼻衄；惊痫，难产，疟疾；腰骶疼痛，脚跟肿痛等。

昆仑穴

足少阳胆经

》 主治病候

本经腧穴主治侧头、目、耳、咽喉、肝胆病，神志病，热病以及经脉循行部位的其他病症，如口苦、目眩、疟疾、头痛、目外眦痛、缺盆部肿痛、腋下肿，胸胁、股及下肢外侧痛、足外侧痛、足外侧发热等。

》 相关内脏

本经属胆，联系着目、耳、肝。

》 经穴歌诀

少阳胆经瞳子髎，四十四穴行迢迢，
听会上关颔厌集，悬颅悬厘曲鬓翘，
率谷天冲浮白次，窍阴完骨本神邈，
阳白临泣目窗辟，正营承灵脑空摇，
风池肩井渊腋部，辄筋日月京门标，

带脉五枢维道续，居髎环跳风市招，
中渎阳关阳陵泉，阳交外丘光明宵，
阳辅悬钟丘墟外，足临泣地五侠溪，
第四趾端窍阴毕。

》 经脉循行

起于目外眦（瞳子髎），向上到达额角部（颔厌），下行至耳后（风池），沿着颈部行于手少阳经的前面，到肩上交出手少阳经的后面，向下进入缺盆部。

耳部的支脉：从耳后进入耳中，出走耳前，到目外眦后方。

外眦部的支脉：从目外眦处分出，下走大迎，会合于手少阳经到达目眶下，下行经颊车到颈部，由颈部向下会合前脉于缺盆，然后向下进入胸中，通过横膈，联络肝脏，属于胆，沿着胁肋内，出于少腹两侧腹股沟动脉部，经过外阴部毛际，横行入髋关节部（环跳）。

缺盆部直行的脉：从锁骨上窝下行腋部，沿着侧胸部，经过季胁，向下会合前脉于髋关节部，再向下沿着大腿的外侧，出于膝外侧，下行经腓骨前面，直下到达腓骨下段，再下到外踝的前面，沿足背部，进入足第4趾外侧端（足窍阴）。

足背部支脉：从足背分出，沿着第1、第2跖骨之间，出于大趾端，穿过趾甲，回过来到趾甲后的毫毛部（大敦，属肝经），与足厥阴肝经相接。

≫ 经穴分布

本经经穴分布在目外眦、颞部、耳后、肩部、胁肋、下肢外侧、膝外侧、外踝的前下方、足第4趾端等部位，起于瞳子髎，止于足窍阴，包括瞳子髎、听会、上关、颌厌、悬颅、悬厘、曲鬓、率谷、天冲、浮白、头窍阴、完骨、本神、阳白、头临泣、目窗、正营、承灵、脑空、风池、肩井、渊腋、辄筋、日月、京门、带脉、五枢、维道、居髎、环跳、风市、中渎、膝阳关、阳陵泉、阳交、外丘、光明、阳辅、悬钟、丘墟、足临泣、地五会、侠溪、足窍阴，左右各44穴。

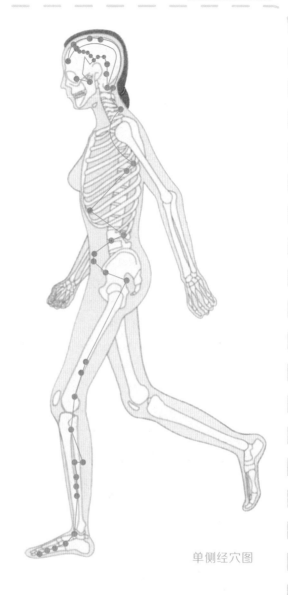

单侧经穴图

≫ 特效穴位

听会

【位　置】正坐或仰卧。在面部，当耳屏间切迹的前方，下颌骨髁突的后缘，张口有凹陷处。

【功　效】主治耳、口部疾患等。

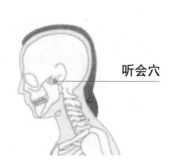

听会穴

41

风池

【位　置】正坐，俯伏或俯卧。在项部，当枕骨之下，与风府穴相平，胸锁乳突肌与斜方肌上端之间的凹陷处。

【功　效】主治头痛，颈项强痛，感冒，热病；眩晕，中风，口眼㖞斜，五官疾患等。

肩井

【位　置】正坐，俯伏或俯卧。在肩上，前直乳中，当大椎与肩峰端连线的中点处。

【功　效】主治颈项强痛，肩背痛，手臂不举；中风，瘰疬，乳痈，难产，滞产，疝气；诸虚百损（本穴具有振奋人体精神作用）等。

环跳

【位　置】俯卧或侧卧。在股外侧部，侧卧屈股，当股骨大转子最凸点与骶管裂孔连线的外1/3与中1/3交点处。

【功　效】主治腰胯疼痛，下肢痿痹，半身不遂，挫闪腰痛，膝踝肿痛；遍身风疹，脚气。

阳陵泉

【位　置】仰卧或侧卧。在小腿外侧，当腓骨头前下方凹陷处。

【功　效】主治胁肋痛，口苦，呕吐，黄疸；半身不遂，下肢痿痹，麻木，膝肿痛，脚气；小儿惊风等。

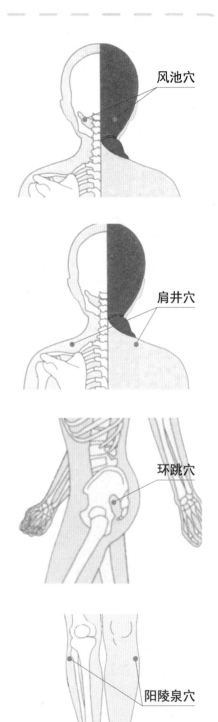

风池穴

肩井穴

环跳穴

阳陵泉穴

足太阴脾经

》主治病候

本经腧穴主治脾胃病、妇科病、前阴病及经脉循行部位的其他病症，如胃脘痛、食则呕、嗳气、腹胀便溏、黄疸、身重无力、舌根强痛、下肢内侧肿胀、厥冷等。

》相关内脏

本经属脾，联系着咽、舌、胃、心。

》经穴歌诀

二十一穴脾中州，隐白在足大趾头，
大都太白公孙盛，商丘三阴交可求，
漏谷地机阴陵泉，血海箕门冲门开，
府舍腹结大横排，腹哀食窦连天溪，
胸乡周荣大包随。

》经脉循行

起于足大趾末端（隐白），沿着大趾内侧赤白肉际，经过大趾本节后的第1跖趾关节后面，上行至内踝前面，再上腿肚，沿着胫骨后面，交出足厥阴经的前面，经膝股部内侧前缘，进入腹部，属于脾脏，联络胃，通过横膈上行，夹咽部两旁，连系舌根，分散于舌下。

胃部支脉：向上通过横膈，流注于心中，与手少阴心经相接。

》经穴分布

本经经穴分布在足大趾、内踝、下肢内侧、腹胸部第3侧线，包括隐白、大都、太白、公孙、商丘、三阴交、漏谷、地机、阴陵泉、血海、箕门、冲门、府舍、腹结、大横、腹哀、食窦、天溪、胸乡、周荣、大包，左右各21穴。

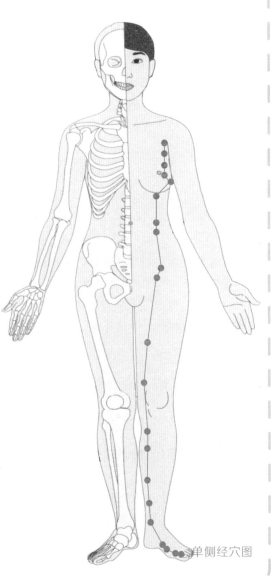

单侧经穴图

隐白

【位　置】仰卧或正坐，平放足底。在足大趾末节内侧，距趾甲角 0.1 寸。

【功　效】主治月经过时不止，崩漏；吐血，衄血，尿血，便血；癫狂，多梦，烦心善悲，慢惊风，心痛，昏厥；腹胀，暴泄，善呕；咳喘，胸痛等。

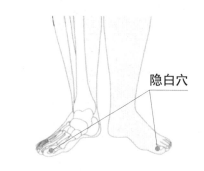

隐白穴

公孙

【位　置】仰卧或正坐，平放足底。在足内侧缘，当第一跖骨基底部的前下方。

【功　效】主治胃肠疾患，多饮水肿，嗜卧；心烦失眠，发狂妄言等。

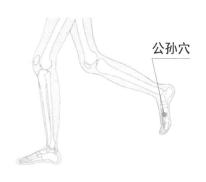

公孙穴

三阴交

【位　置】正坐或仰卧。在小腿内侧，当足内踝尖上 3 寸，胫骨内侧缘后方。

【功　效】主治脾胃虚弱，胃肠疾患；妇科、男科疾患，小便不利，遗尿，水肿，失眠，疝气等。

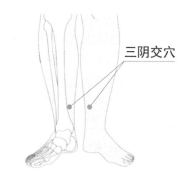

三阴交穴

血海

【位　置】仰卧或正坐，屈膝。在大腿内侧，髌底内侧端上 2 寸。

【功　效】主治妇科、皮肤科疾患，小便淋涩，气逆腹胀等。

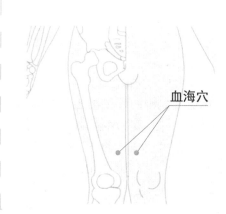

血海穴

足少阴肾经

≫ 主治病候

本经腧穴主治妇科病，前阴病，肾、肺、咽喉病及经脉循行部位的其他病症，如咳血、气喘、舌干、咽喉肿痛、水肿、大便秘结、泄泻、腰痛、脊股内后侧痛、痿弱无力、足心热等。

≫ 相关内脏

本经属肾，联系着喉咙、舌、膀胱、肝、肺、心。

≫ 经穴歌诀

足少阴穴二十七，涌泉然谷太溪溢，
大钟水泉通照海，复溜交信筑宾实，
阴谷膝内跗骨后，以上从足走至膝，
横骨大赫联气穴，四满中注肓俞脐，
商曲石关阴都密，通谷幽门寸半脐，
折量腹上分十一，步廊神封膺灵墟，
神藏彧中俞府全。

≫ 经脉循行

起于足小趾之下，斜向足心（涌泉），出于舟骨粗隆下，沿内踝后，进入足跟，再向上行于腿肚内侧，出腘窝内侧，向上行股内后缘，通向脊柱（长强，属督脉），属于肾脏（腧穴通路：还出于前，向上行腹部前正中线旁开0.5寸，胸部前正中线旁开2寸，终止于锁骨下缘俞府穴），联络膀胱。

肾脏部直行的脉：从肾向上通过肝和横膈，进入肺中，沿着喉咙，夹于舌根部。

肺部支脉：从肺部出来，联络心脏，流注于胸中，与手厥阴心包经相接。

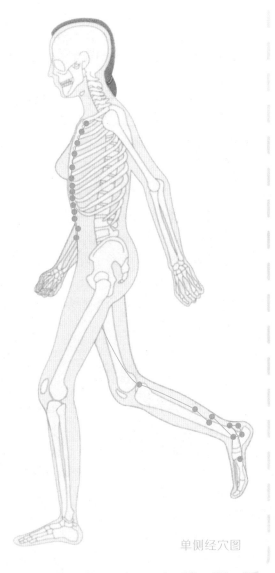

单侧经穴图

》》经穴分布

本经经穴分布在足心，内踝后，跟腱前缘，下肢内侧后缘，腹部，胸部，起于涌泉，止于俞府，包括涌泉、然谷、太溪、大钟、水泉、照海、复溜、交信、筑宾、阴谷、横骨、大赫、气穴、四满、中注、肓俞、商曲、石关、阴都、通谷、幽门、步廊、神封、灵墟、神藏、或中、俞府，左右各 27 穴。

》》特效穴位

涌泉

【位　置】正坐或仰卧，跷足。在足底部，卷足时足前部凹陷处，约当足底第 2、第 3 趾趾缝纹头端与足跟连线的前 1/3 与后 2/3 交点处。

【功　效】主治昏迷，晕厥，善恐，癫狂，痫证，不寐；头痛，眼花，咽喉痛，舌干，失音；足心热，下肢瘫痪，霍乱转筋；难产，小便不利等。

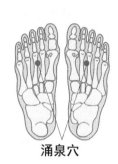

涌泉穴

然谷

【位　置】正坐或仰卧。在足内侧缘，足舟骨粗隆下方，赤白肉际处。

【功　效】主治月经不调，阴挺，阴痒，白浊，遗精，阳痿；小便不利，泄泻，消渴，黄疸；胸胁痛，咳血；小儿脐风，口噤不开，下肢痿痹等。

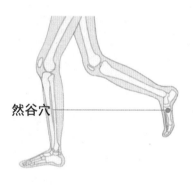

然谷穴

照海

【位　置】正坐，平放足底。在足内侧，内踝尖下方凹陷处。

【功　效】主治月经不调，痛经，赤白带下，阴挺，阴痒，疝气，小便频数；目赤肿痛，咽喉干燥；失眠，嗜卧，痫证，惊恐不宁等。

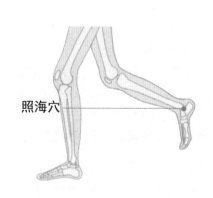

照海穴

太溪

【位　置】坐位平放足底，或仰卧。在足内侧，内踝后方，当内踝尖与跟腱之间的凹陷处。

【功　效】主治头痛目眩，咽喉肿痛，齿痛，耳鸣耳聋；咳嗽，气喘，咯血；月经不调，遗精，阳痿；健忘，失眠，消渴，小便频数，下肢冷厥，足跟痛等。

复溜

【位　置】正坐或仰卧。在小腿内侧，太溪直上2寸，跟腱的前方。

【功　效】主治盗汗，身热无汗，肠鸣，泄泻，水肿，腹胀，腰脊强痛，下肢痿痹等。

幽门

【位　置】仰卧。在上腹部，当脐中上6寸，前正中线旁开0.5寸。

【功　效】主治腹痛，呕吐，消化不良，泄泻，痢疾等。

横骨

【位　置】仰卧。在下腹部，当脐中下5寸，前正中线旁开0.5寸。

【功　效】主治少腹痛，前阴痛，遗精，阳痿，疝气，遗尿，小便不通等。

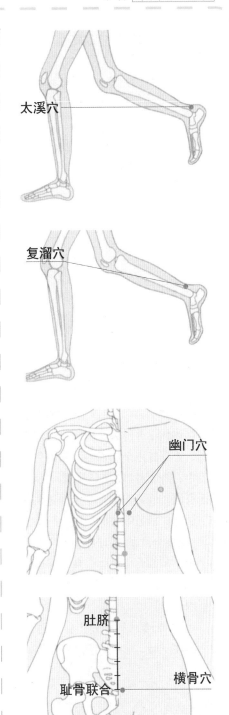

太溪穴

复溜穴

幽门穴

肚脐

耻骨联合　　横骨穴

足厥阴肝经

》 主治病候

本经腧穴主治肝病、妇科病、前阴病以及经脉循行部位的其他病症，如腰痛、胸满、呃逆、遗尿、小便不利、疝气、少腹肿等。

》 相关内脏

本经属肝，联系着阴器、目系、喉咙之后、颃颡、唇内、胃、肝。

》 经穴歌诀

一十四穴足厥阴，大敦行间太冲侵，
中封蠡沟中都近，膝关曲泉阴包临，
五里阴廉急脉穴，章门常对期门深。

》 经脉循行

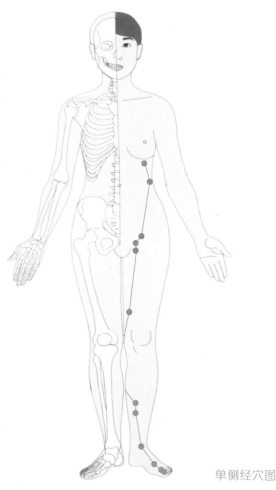

单侧经穴图

起于足大趾上毫毛部（大敦），沿着足跗部向上，经过内踝前1寸处（中封），向上至内踝上8寸处交出于足太阴脾经的后面，上行膝内侧，沿着大腿内侧，进入阴毛中，绕过阴部，上达小腹，夹着胃旁，属于肝脏，联络胆腑。向上通过横膈，分布于胁肋，沿着喉咙的后面，向上进入鼻咽部，连接于目系(眼球连系于脑的部位)，向上出于前额，与督脉会合于巅顶。

目系的支脉：从目系下行颊里，环绕唇内。

肝部支脉：从肝分出，通过横膈，向上流注于肺，与手太阴肺经相接。

》 经穴分布

本经经穴分布在足背、内踝前、胫骨内侧面、大腿内侧、前阴、胁肋等，起于大敦，止于期门，包括大敦、行间、太冲、中封、蠡沟、中都、膝关、曲泉、阴包、足五里、阴廉、急脉、章门、期门，左右各14穴。

>> 特效穴位

中封

【位　置】正坐或仰卧。在足背侧，当足内踝前，商丘与解溪连线之间，胫骨前肌腱的内侧凹陷处。

【功　效】主治腰痛，疝气，阴茎痛，遗精，小便不利，胸腹胀满，黄疸，足冷，内踝肿痛。

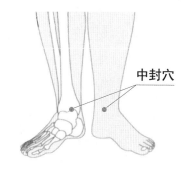

中封穴

太冲

【位　置】正坐或仰卧。在足背侧，当第1跖骨间隙的后方凹陷处。

【功　效】主治头痛，目赤肿痛，咽喉干痛，眩晕；胁肋痛，腹胀，呕逆，黄疸；月经不调，疝气，小便不利；癫狂痫证，小儿惊风，下肢痿痹等。

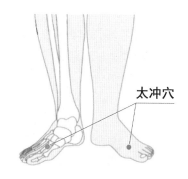

太冲穴

章门

【位　置】仰卧。在侧腹部，当第11肋游离端的下方。

【功　效】主治腹胀，肠鸣，泄泻，呕吐；胁痛，黄疸，痞块等。

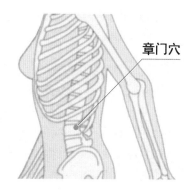

章门穴

期门

【位　置】仰卧。在胸部，当乳头直下，第6肋间隙，前正中线旁开4寸。

【功　效】主治胸胁胀痛，胸中热，呕吐，呃逆，饥不欲食，咳喘，奔豚，疟疾等。

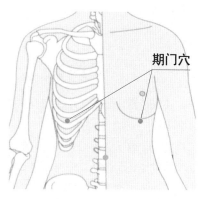

期门穴

经外奇穴

经外奇穴是指不归属于十四经，但具有一定名称、固定位置和主治作用的腧穴，简称奇穴。奇穴的分布比较分散，大多不在十四经循行路线上，但与经络系统仍有一定关系。有的奇穴并不专指某一个部位，而是指一组腧穴，如十宣、八邪、八风等。奇穴在临床应用上，针对性较强，如四缝穴治疳积、太阳穴治目赤等。现在得到公认的奇穴有 48 个。

四神聪

【位　置】正坐位。在头顶部，当百会前后左右各 1 寸，共 4 个穴位。

【功　效】主治头痛，眩晕，失眠，健忘，癫痫，精神病，脑血管病后遗症，大脑发育不全等。

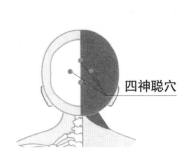

四神聪穴

印堂

【位　置】正坐位。仰靠位或仰卧位。在额部，当两眉头之中间。

【功　效】主治头痛，眩晕，鼻炎，小儿惊风，失眠，面神经麻痹，三叉神经痛，高血压，神经衰弱等。

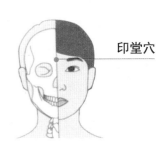

印堂穴

太阳

【位　置】正坐或侧伏坐位。在颞部，当眉梢与目外眦之间，向后约 1 横指的凹陷处。

【功　效】能够缓解疲劳、振奋精神、止痛醒脑。主治头痛、偏头痛、眼睛疲劳、牙痛等。

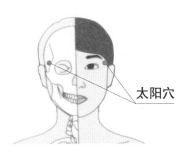

太阳穴

鱼腰

【位　置】正坐或仰卧位。在额部，瞳孔直上，眉毛中。

【功　效】主治目赤肿痛，眼睑下垂，近视，急性结膜炎，面神经麻痹，面瘫，三叉神经痛等。

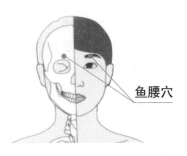

鱼腰穴

外劳宫

【位 置】伏掌。在手背侧，第 2、第 3 掌骨之间，掌指关节后 0.5 寸。

【功 效】主治落枕，五谷不消，腹痛泄泻，掌指麻痹，五指不能屈伸，小儿脐风，手背红肿发痛等。

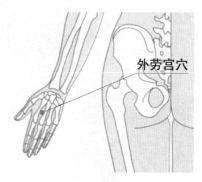

外劳宫穴

定喘

【位 置】俯伏或伏卧位。在背部，在第 7 颈椎棘突下，旁开 0.5 寸。

【功 效】主治支气管哮喘，支气管炎，肺结核，百日咳，颈项部扭挫伤，落枕，肩背痛等。

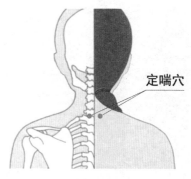

定喘穴

夹脊

【位 置】俯伏或伏卧位。在背腰部，当第 1 胸椎至第 5 腰椎棘突下两侧，后正中线旁开 0.5 寸，一侧 17 个穴位。

【功 效】主治范围较广，上胸部穴位治疗心肺部及上肢病症，下胸部的穴位治疗胃肠部病症，腰部穴位治疗腰、腹及下肢病症。

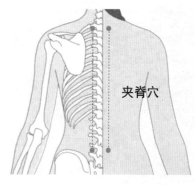

夹脊穴

子宫

【位 置】仰卧位。在下腹部，当脐中下 4 寸，中极旁开 3 寸。

【功 效】主治妇女不孕，月经不调，痛经，阴挺，阑尾炎，盆腔炎等。

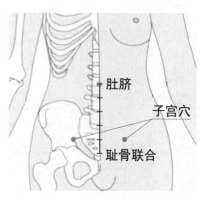

肚脐

子宫穴

耻骨联合

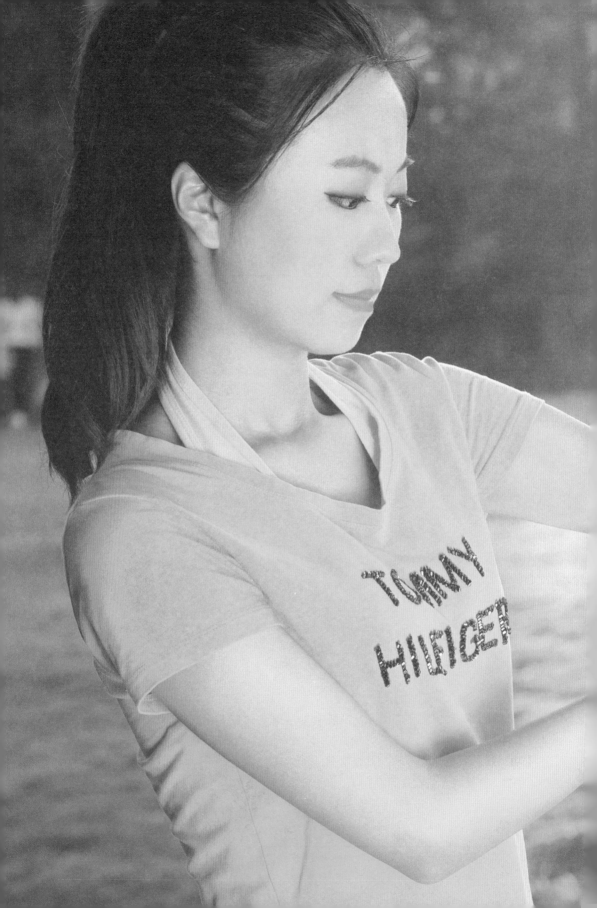

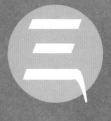

第三章

对症单穴按压，立竿见影治疗小病小痛

◎头面部病症

◎颈肩部病症

◎胸背部病症

◎腰腹部病症

◎其他常见病症

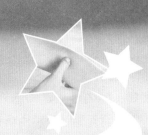

头痛——补中益气，疏经通络

》【症状表现】

头痛是指头的前、后、侧部位或整个头部疼痛的自觉症状，可见于内、外、神经、精神、五官等各科疾病，病因病机十分复杂。很多人都有过头痛的经历，长期坐办公室的白领、电脑族更容易为其所累。对于那些查找不出病因的慢性头痛，而又经医药治疗效果欠佳的，点穴按摩往往会起到意想不到的效果。

》【原因】

引起头痛的病因众多，大致可分为原发性和继发性两类。前者不能归因于某一确切病因，又可称之为特发性头痛，常见的如偏头痛、紧张型头痛、神经性头痛；后者病因可涉及各种颅内病变如脑血管疾病、颅内感染、颅脑外伤，全身性疾病如发热、内环境紊乱以及滥用精神活性药物等。中医学将头痛分为风寒、风热之外感头痛及痰浊、瘀血之内伤头痛两大类。

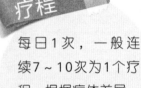

疗程

每日1次，一般连续7～10次为1个疗程，根据病体差异，每疗程间可休息1～2天。本病不易根除，点按穴位均以缓解症状为主。

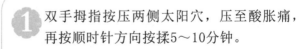

按压步骤

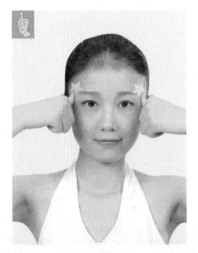

1 双手拇指按压两侧太阳穴，压至酸胀痛，再按顺时针方向按揉5～10分钟。

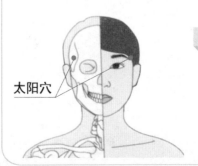

太阳穴

太阳穴

在前额两侧，双眼后方，眉梢与外眼角之间，向后约1横指的凹陷处，左右各1穴。

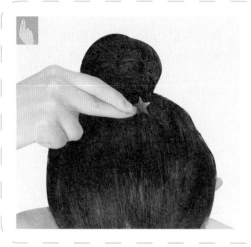

② 中指与食指指腹叠加按压百会穴20～30次，手法由轻至重。

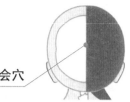

百会穴

百会穴

在头顶，前发际正中直上5寸，头顶正中线与两耳尖连线交点上。

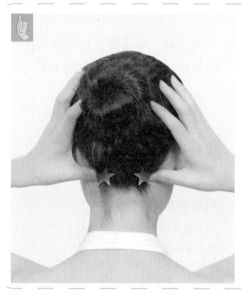

③ 双手拇指抵住风池穴，其余手指放置在头部两侧，由轻至重持续点按1～3分钟，反复操作3～5次。

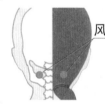

风池穴

风池穴

在颈项部，当枕骨之下，与风府穴相平，胸锁乳突肌与斜方肌上端之间的凹陷处，左右各1穴。

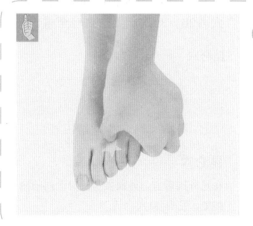

④ 前额头痛：用拇指掐按两侧内庭穴各20～30次，手法由轻至重。

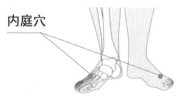

内庭穴

内庭穴

足背第2、第3趾间，趾蹼缘后方，赤白肉际处，左右各1穴。

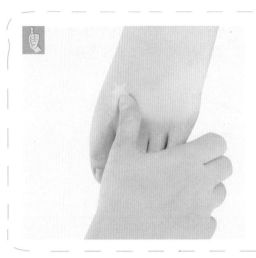

5 头顶疼痛：用拇指点按两侧太冲穴各20～30次，手法由轻至重。

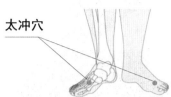

太冲穴

太冲穴

在足背，第1、第2跖骨结合部前方凹陷中，左右各1穴。

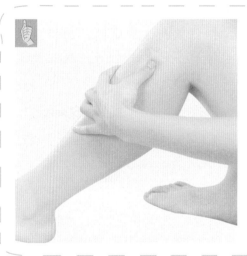

6 双侧头痛：用拇指点按两侧阳陵泉穴各20～30次，手法由轻至重。

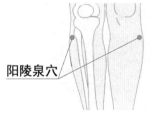

阳陵泉穴

阳陵泉穴

在小腿外侧，屈膝，腓骨头前下方凹陷处，左右各1穴。

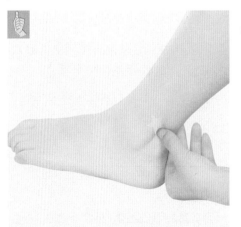

7 枕后头痛：用拇指按压两侧昆仑穴各20～30次，手法由轻至重。

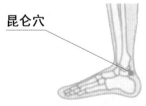

昆仑穴

昆仑穴

在足外踝后方，外踝尖与跟腱之间的凹陷处，左右各1穴。

发热——调补元阳，驱除风邪

》【症状表现】

发热又称发烧。每个人的正常体温略有不同，而且体温会受许多因素（时间、季节、环境、月经等）的影响。因此判定是否发热，最好是和自己平时同样条件下的体温相比较。如不知自己原来的体温，则腋窝体温（检测10分钟）超过37.4℃可定为发热。

》【原因】

发热的原因有许多，常见的发热是由细菌或病毒感染引起的。中医学将发热分为感受六淫之邪的外感发热和因七情、饮食、气血阴阳不调等引起的内伤发热两大类。

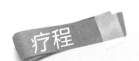

疗程

每日2～3次，一般连续3天为1个疗程，如3日内未见好转，应及时就医，以免延误病情。

按压步骤

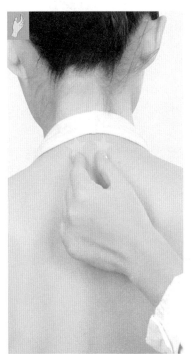

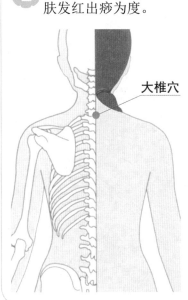

1 用食指与拇指提捏大椎穴20～30次，以皮肤发红出痧为度。

大椎穴

大椎穴

在颈项部，第7颈椎棘突下凹陷中。

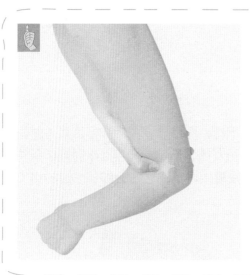

② 用拇指指腹按压两侧曲池穴各20～30次，手法由轻至重。

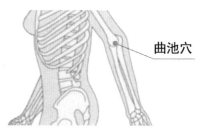

曲池穴

曲池穴

在肘部横纹外侧端，屈肘，当尺泽穴与肱骨外上髁连线中点，左右各1穴。

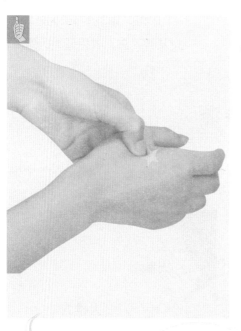

③ 用拇指屈曲，垂直按揉两侧合谷穴各20～30次。

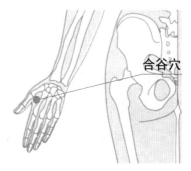

合谷穴

合谷穴

在手背，第1、第2掌骨间，当第2掌骨桡侧的中点处，左右各1穴。

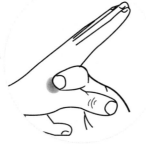

【简便取穴】

一手拇指的第一个关节横纹正对另一手的虎口边，拇指屈曲按下，指尖所指处即是。

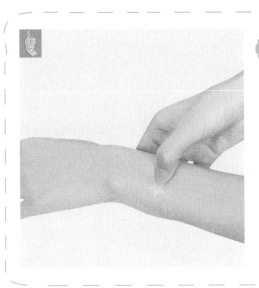

4 用拇指按揉两侧外关穴各20～30次。

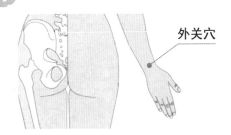

外关穴

外关穴

在小臂背侧，阳池与肘尖的连线上，腕背横纹上2寸，尺骨与桡骨之间，左右各1穴。

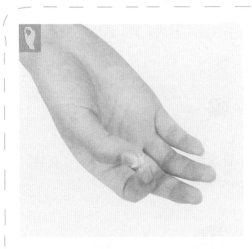

5 两指对合依次掐按十指十宣穴各20～30次。

十宣穴

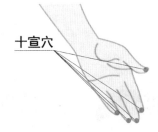

十宣穴

在双手的十指尖端，左右手共10穴。

医师提示

1.当务之急是找到发热原因，综合治疗。

2.注意休息，避免劳累，多喝热水。少吃油腻、高热量食物。

特效小偏方

■ 原料：核桃仁25克，葱白25克，生姜25克，茶叶15克。

■ 做法：将核桃仁、葱白、生姜捣烂，与茶叶一同放入砂锅，加水一碗半煎煮。去渣一次服下，卧床发汗。

■ 功效：解表散寒，发汗退热，用于外感风寒引起的发热。

眼疲劳、近视——滋补肝肾，养眼明目

>> 【症状表现】

眼疲劳是一种眼科常见病，它所引起的眼干、眼涩、眼酸胀、视物模糊甚至视力下降直接影响着人的工作与生活。它会导致人的颈、肩等相应部位出现疼痛，还会引发和加重各种眼病。

>> 【原因】

除眼睛屈光异常、眼睛疾病、眼睛发育异常等眼睛本身的因素外，还与体质、生活、年龄、环境等很多因素有关，例如经常失眠、生活没有规律、烟酒过度、不注意用眼卫生等。中医认为肝藏血，用眼过度可耗损肝血，肝血不足亦可导致眼疲劳。

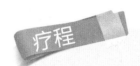

疗程

每日2～3次，一般10次为1个疗程，可根据个体差异及用眼情况进行调节。

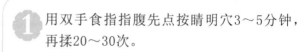

按压步骤

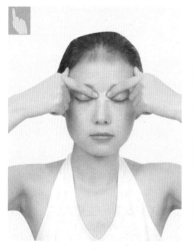

① 用双手食指指腹先点按睛明穴3～5分钟，再揉20～30次。

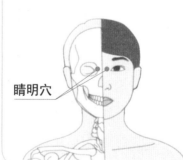

睛明穴

睛明穴

在面部，内眼角上方约0.1寸凹陷处，左右各1穴。

特效穴位解析

睛明穴属于足太阳膀胱经，有降温除浊的功效，主治目赤肿痛、流泪、视物不明、目眩、近视、夜盲、色盲、迎风流泪等症，是治疗眼部疾病常用的穴位之一。尤其对于经常用眼的人士来讲，经常按摩可以明显缓解眼部疲劳。

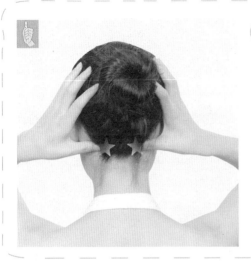

2 双手拇指抵住风池穴，其余手指放在头部两侧，点按1～3分钟。

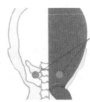

风池穴

风池穴

在颈项部，当枕骨之下，与风府穴相平，胸锁乳突肌与斜方肌上端之间的凹陷处，左右各1穴。

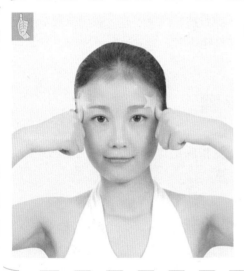

3 拇指按压两侧太阳穴至酸胀，再按顺时针方向按揉5～10分钟。

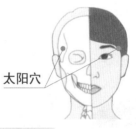

太阳穴

太阳穴

在前额两侧，双眼后方，眉梢与外眼角之间，向后约1横指的凹陷处，左右各1穴。

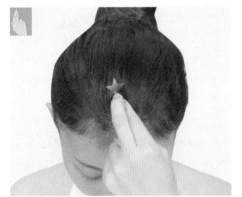

4 中指与食指指腹叠加按压上星穴20～30次，手法由轻至重。

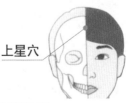

上星穴

上星穴

在头部，前发际正中直上1寸处。

耳鸣、耳聋——疏肝利胆，补肾聪耳

》【症状表现】

耳鸣是指患者自觉耳内鸣响，如闻蝉声，或如闻潮声。耳聋是指不同程度的听觉减退，甚至消失。耳鸣可伴有耳聋，耳聋亦可由耳鸣发展而来。二者临床表现和伴发症状虽有不同，但在病因病机上却有许多相似之处，均与肾有密切的关系。

》【原因】

耳鸣和耳聋在病因及治疗方面大致相同。中医学认为二者多由外感风邪、肝胆火旺、痰热郁结的实证及肾精不足的虚证所致。

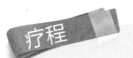

疗程

每日2次，10次为1个疗程，根据病体差异，每疗程间可休息1~2天。耳鸣大多缠绵难愈，而突发性耳聋用单穴按压效果往往不错。

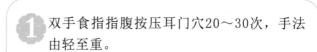

按压步骤

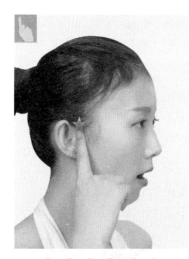

① 双手食指指腹按压耳门穴20~30次，手法由轻至重。

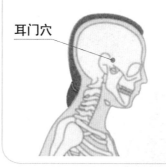

耳门穴

耳门穴

在面部，耳屏上切迹的前方，下颌骨髁状突后缘，张口有凹陷处，左右各1穴。

特效穴位解析

耳门穴属于手少阳三焦经，有降浊升清的功效，主治耳聋、耳鸣、中耳炎、牙痛、颈颌痛等症，是治疗多种耳部疾病的首选穴位。按压耳门穴对治疗耳鸣、聋哑、牙痛有重要作用。

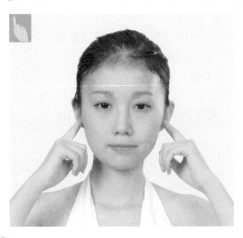

2 双手食指指腹按压听宫穴20～30次，手法由轻至重。

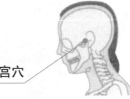

听宫穴

听宫穴

在面部，耳屏前，下颌骨髁状突的后方，张口时呈凹陷处，左右各1穴。

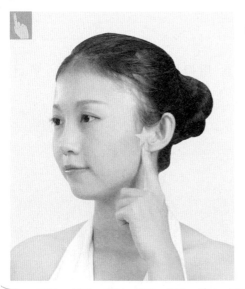

3 双手食指指腹按压听会穴20～30次，手法由轻至重。

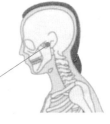

听会穴

听会穴

在面部，耳屏间切迹的前方，下颌骨髁状突的后缘，张口有凹陷处，左右各1穴。

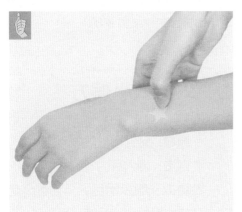

4 用拇指指腹点按患侧外关穴20～30次，手法由轻至重。

外关穴

外关穴

在小臂背侧，阳池与肘尖的连线上，腕背横纹上2寸，尺骨与桡骨之间，左右各1穴。

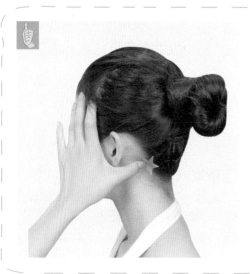

⑤ 用拇指指腹按压患侧完骨穴20～30次，手法由轻至重。

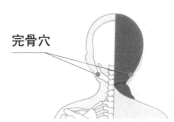

完骨穴

完骨穴

在头部，耳后乳突的后下方凹陷中，左右各1穴。

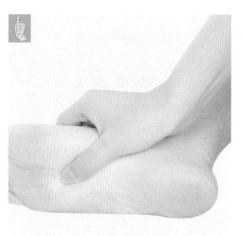

⑥ 用拇指搓揉两侧涌泉穴，每日10～15分钟。

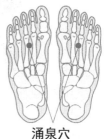

涌泉穴

涌泉穴

在足底，足底第2、第3趾趾缝纹头端与足跟连线的前1/3处，即卷足时，足心前1/3的凹陷中，左右各1穴。

医师提示

1.在日常生活中要劳逸结合，保持心情愉快。

2.避免房劳，注意摄生调养。

特效小偏方

■ 原料：葱汁适量。

■ 做法：滴入耳内2滴。

■ 功效：聪耳明目，可治因外伤瘀血结聚所致的耳鸣、耳聋。

口臭——和胃健脾，降逆消滞

》【症状表现】

口臭，也称口气，就是指从口中散发出来的令别人厌烦、使自己尴尬的难闻气味。

》【原因】

引发口臭的主要原因是胃热、胃阴虚，其中由胃热导致者居多，常并发便秘、胃痛、消化不良、烦躁等症状。

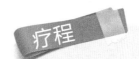

疗程

每日1次，10次为1个疗程，根据病体差异，每疗程间可休息1~2天。

按压步骤

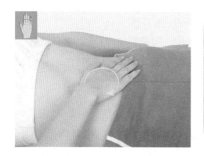

1 仰卧，用掌面着力，以肚脐为中心，顺时针摩腹2~3分钟，力量由轻转重，速度由慢转快。

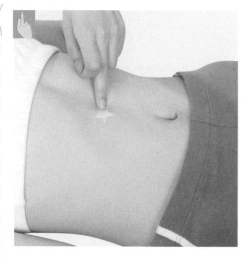

2 用中指指腹按揉中脘穴20~30次。

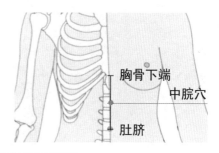

胸骨下端

中脘穴

肚脐

中脘穴

在上腹部，前正中线上，脐中上方4寸。

特效穴位解析

　　中脘穴属奇经八脉之任脉，具有和胃健脾、补中益气、降逆消滞等功效，主治呕吐、腹胀、腹泻、呃逆、胃下垂、急性梗阻和消化不良等病症。中脘穴配合内庭穴和神阙穴按摩对治疗因消化系统不适和肠胃功能紊乱引起的口臭有特殊效果。

③ 用拇指指腹按揉两侧内关穴各20～30次。

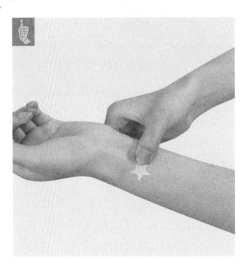

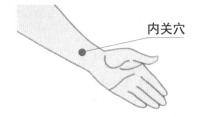

内关穴

在小臂掌侧，腕横纹直上2寸，掌长肌腱与桡侧腕屈肌腱之间，左右各1穴。

④ 拇指屈曲，垂直按揉两侧合谷穴各20～30次。

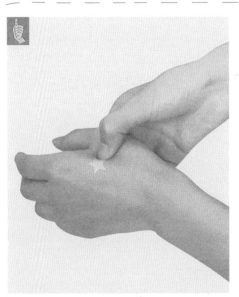

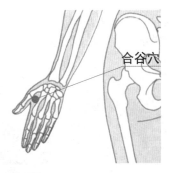

合谷穴

在手背，第1、第2掌骨间，当第2掌骨桡侧的中点处，左右各1穴。

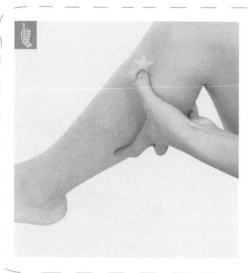

5 用拇指指腹按揉两侧足三里穴各20～30次。

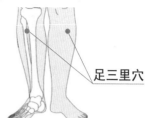

足三里穴

足三里穴

在小腿前外侧，外膝眼（犊鼻穴）下3寸，胫骨前缘外侧约1横指处，左右各1穴。

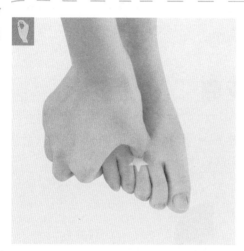

6 用拇指指腹掐按两侧内庭穴各20～30次。

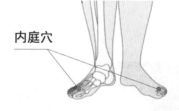

内庭穴

内庭穴

足背第2、第3趾间，趾蹼缘后方，赤白肉际处，左右各1穴。

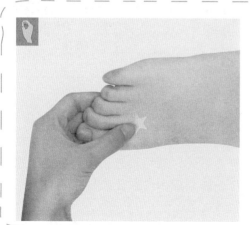

7 用拇指指腹掐按两侧行间穴各20～30次。

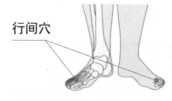

行间穴

行间穴

在足背，第1、第2趾间，趾蹼缘的后方赤白肉际处，左右各1穴。

牙痛——清热止痛，消炎固齿

》【症状表现】

俗话说："牙痛不是病，痛起来真要命。"很多人都有这样的体会。牙痛也是口腔疾患中常见的症状，遇冷、热、酸、甜等刺激时疼痛加剧。

》【原因】

牙痛大多由牙龈炎和牙周炎、龋齿（蛀牙）或折裂牙而导致牙髓感染所引起。是由于不注意口腔卫生，牙齿受到牙齿周围食物残渣、细菌等物结成的软质牙垢和硬质牙石所致的长期刺激，及不正确的刷牙习惯，维生素缺乏等原因所造成。中医学认为牙痛多因胃火、风火、虚火所致。

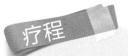

疗程

每日2～3次，10次为1个疗程，如1个疗程效果不明显，建议改用他法。

按压步骤

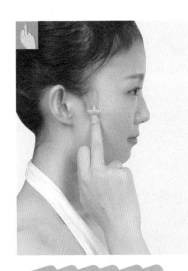

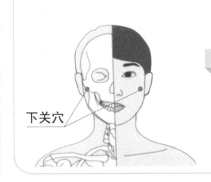

1 用食指或中指指腹按压两侧下关穴各20～30次，手法由轻至重。

下关穴

下关穴

闭口时耳前颧弓与下颌切迹形成的凹陷中，合口有空，张口即闭。

特效穴位解析

下关穴属于足阳明胃经，有疏风、清热、止痛的功效。主治牙痛、面痛、牙关开合不利、口眼㖞斜、耳鸣、耳聋等。下关穴需用指腹按揉，急性牙痛时，按揉的力量可大些，甚至使整个半边脸感到麻木。在牙痛发作不可忍耐时，按压此穴可立见效果。

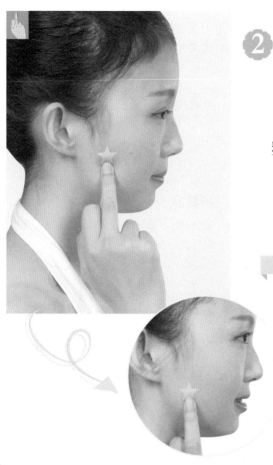

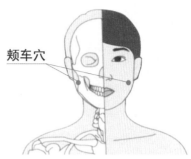

② 用双手食指或中指指腹按压两侧颊车穴各20～30次，手法由轻至重。

颊车穴

颊车穴

在面部，下颌角前上方约1横指，左右各1穴。

【简便取穴】

当牙齿咬紧时，在咬肌隆起的最高点处。

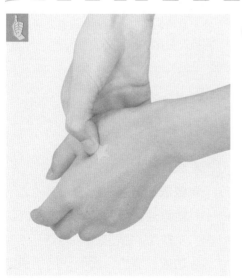

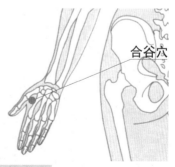

③ 下牙痛，拇指屈曲，垂直按揉两侧合谷穴各20～30次。

合谷穴

合谷穴

在手背，第1、第2掌骨间，当第2掌骨桡侧的中点处，左右各1穴。

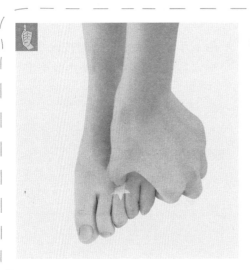

4 上牙痛，用拇指指腹按压两侧内庭穴各20～30次，手法由轻至重。

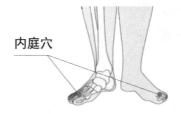

内庭穴

内庭穴

足背第2、第3趾间，趾蹼缘后方，赤白肉际处，左右各1穴。

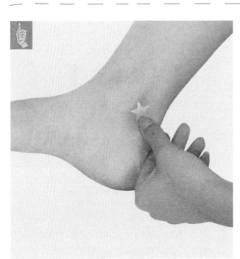

5 夜间牙痛，用拇指指腹按压两侧太溪穴各20～30次，手法由轻至重。

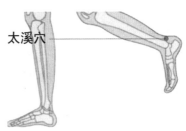

太溪穴

太溪穴

位于足内侧，内踝后方与跟腱之间的凹陷处，左右各1穴。

医师提示

1.注意口腔卫生，每天早晚及饭后正确地刷牙漱口。

2.龋齿引起的牙痛应在止痛后去口腔科做必要的处理，并可按压偏历穴缓解疼痛。

特效小偏方

■ **原料**：冰糖100克。

■ **做法**：清水一碗放入锅内，下冰糖煮溶，至只剩半碗水即成。一次饮完，每日2次。

■ **功效**：清热，润肺。用于辅助治疗虚火上炎引起的牙痛。

鼻炎——祛风通窍，理气止痛

》【症状表现】

慢性鼻炎是指鼻腔黏膜及黏膜下层的慢性炎症。以鼻塞、多涕、嗅觉下降为主要表现，多数人还伴有头痛、食欲不振、易疲倦、记忆力减退及失眠等症。

》【原因】

急性鼻炎反复发作或治疗不彻底是造成慢性鼻炎最常见的原因。此外，受慢性扁桃体炎、鼻中隔偏曲、鼻窦炎等邻近组织病灶反复感染的影响，或受外界有害气体、粉尘、干燥、潮湿、高温等长期刺激，也可导致本病的发生。由于鼻部所处的特殊位置，内服药物难以渗入病灶，所以单靠服药效果常常不佳。最好的办法是通过点穴按摩使鼻部血液循环通畅，抵抗力增强，鼻炎往往可以不治而愈。

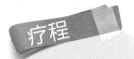

疗程

每日1次，10次为1个疗程，根据病体差异，每疗程间可休息1～2天，可持续2～3个疗程。

按压步骤

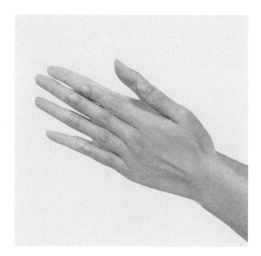

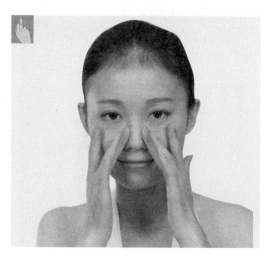

1 先将双掌用力搓得火热。

2 以左右两手的中指指腹同时夹紧鼻梁两侧。

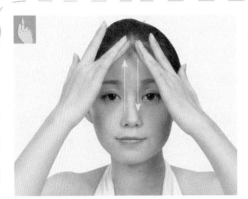

③ 顺着鼻梁用力向上推至发际边沿；紧接着向下推至鼻翼旁，推行速度宜快，一上一下为1次，须快速推50次左右，使鼻腔内有发热感为佳。

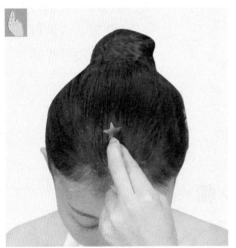

④ 食指与中指指腹叠加用力按揉上星穴20～30次。

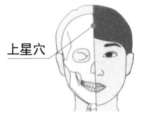

上星穴

上星穴

在头部，前发际正中直上1寸处。

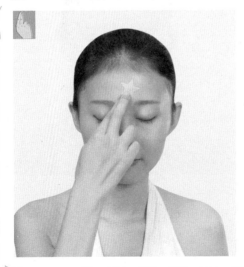

⑤ 食指与中指指腹叠加按揉印堂穴20～30次。

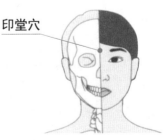

印堂穴

印堂穴

在前额，两眉头连线之中间，与前正中线之交点处。

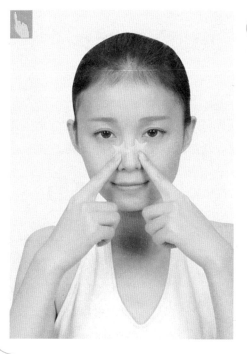

6 用双手食指指腹按揉两侧迎香穴各20～30次。

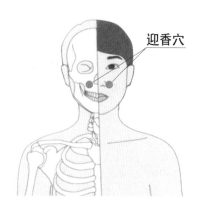

迎香穴

迎香穴

在面部，鼻翼外缘中点旁开约0.5寸，鼻唇沟中，左右各1穴。

特效穴位解析

迎香穴属手阳明大肠经，有祛风通窍、理气止痛的功效，主治鼻炎、鼻窦炎、鼻出血、鼻息肉、嗅觉减退、牙痛、感冒等症，配印堂、合谷主治急慢性鼻炎。按摩迎香穴的方法是用食指做旋转揉搓，以左右方向刺激比较有效，按摩后喝1杯热水效果更佳。

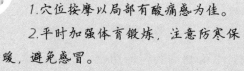

医师提示

1.穴位按摩以局部有酸痛感为佳。

2.平时加强体育锻炼，注意防寒保暖，避免感冒。

3.可以配合使用艾条温灸以上穴位，每次15～20分钟，效果更好。

特效小偏方

■ 原料：生姜、红枣各10克，红糖60克。

■ 做法：将生姜、红枣煮沸加红糖，当茶饮用。

■ 功效：主治急性鼻炎、流清涕等。

咽喉肿痛——疏风清肺，清利咽喉

》【症状表现】

咽痛是咽喉疾患中的常见症状，可见于现代医学的急慢性咽炎、急慢性扁桃体炎等。属中医学"乳蛾""喉痹"的范畴。主要症状为咽喉部位的红肿疼痛。

》【原因】

任何刺激咽喉及口腔黏膜的物质都可能引起咽喉痛。它们包括：病毒、细菌、过敏反应、灰尘、香烟、废气、热饮料或食物，牙齿或牙龈感染有时也会累及咽喉；慢性咳嗽、极干燥的环境、胃食管反流及说话声音过大同样会刺激咽喉，声音嘶哑是常见的伴随症状。

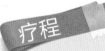

疗程

急性易治，一般3～5次可愈；慢性难愈，10次为1个疗程，每疗程间休息1～2天，可持续2～3个疗程。

按压步骤

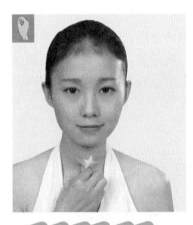

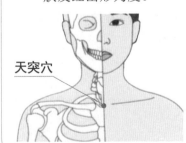

1 用食指与拇指提捏天突穴20～30次，以皮肤发红出痧为度。

天突穴

天突穴

在颈部，前正中线上，胸骨上窝正中央。

特效穴位解析

天突穴属于任脉，位于咽喉部位，具有通咽利窍的功效，主治咳嗽、哮喘、胸中气逆、咯唾脓血、咽喉肿痛等症。通则不痛，按摩天突穴可以使咽喉的经络气血疏通流畅，便于消炎，配合少商穴、天容穴可以缓解咽喉肿痛。除了提捏按摩之外，也可以用中指指腹按揉并做环状运动，但应控制力度，不要伤到喉咙。

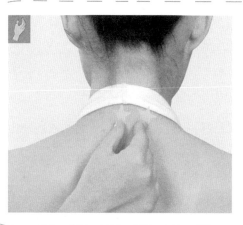

② 用食指与拇指提捏大椎穴20～30次，以皮肤发红出痧为度。

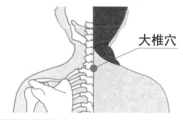

大椎穴

大椎穴

在颈项部，第7颈椎棘突下凹陷中。

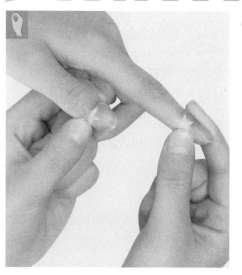

③ 用拇指指甲掐按两侧商阳穴、少商穴各20～30次，手法由轻至重，点刺放血效果更佳。

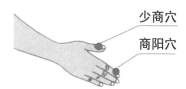

少商穴
商阳穴

商阳穴

在手食指，末节桡侧，距指甲角0.1寸，左右各1穴。

少商穴

在手拇指，末节桡侧，距指甲角0.1寸，左右各1穴。

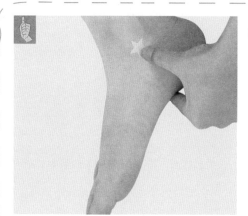

④ 用拇指指腹按揉两侧照海穴各20～30次，手法由轻至重。

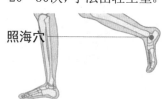

照海穴

照海穴

在足内侧，内踝尖下方凹陷处，左右各1穴。

颈椎病——通经活络，祛风散寒

>> 【症状表现】

每天与电脑为伍的上班族，长时间阅读或打麻将者，感受到风寒邪气很容易出现颈部酸痛、僵硬或落枕的情形。经常点穴按摩，可以有效改善这些不适症状。

>> 【原因】

主要由于颈椎长期劳损、骨质增生，或椎间盘突出、韧带增厚，致使脊髓、神经根或椎动脉受压，出现一系列功能障碍。表现为颈椎间盘退变本身及其继发的一系列病理改变，如椎节失稳松动、髓核突出或脱出、骨刺形成、韧带肥厚和继发的椎管狭窄等，刺激或压迫邻近的神经根、脊髓、椎动脉及颈部交感神经等组织，引起的一系列症状和体征。

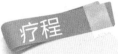

疗程

每日1次，10次为1个疗程，每疗程间休息1~2天，可持续2~3个疗程。

按压步骤

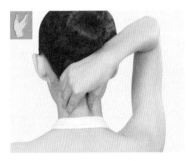

1 将左手上举置于颈后，拇指放置于同侧颈外侧，其余四指放在颈肌对侧，五指用力对合，将颈肌向上提起后放松，沿风池穴向下拿捏至大椎穴20~30次。

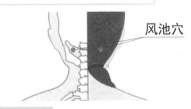

风池穴

风池穴

在颈项部，当枕骨之下，与风府穴相平，胸锁乳突肌与斜方肌上端之间的凹陷处，左右各1穴。

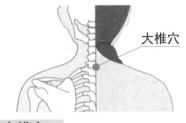

大椎穴

大椎穴

在颈项部，第7颈椎棘突下凹陷中。

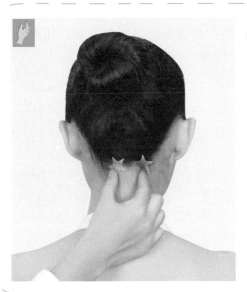

2 他人用拇指和食指对合按揉（或自己用中指、食指叠加按揉）天柱穴20～30次，手法由轻至重，有酸胀痛感为佳。

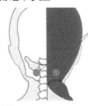

天柱穴

天柱穴

在颈部，大筋（斜方肌）外缘的后发际凹陷中，约后发际正中旁开1.3寸，左右各1穴。

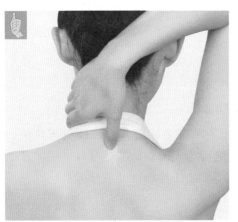

3 用拇指（或食指）指腹按揉大椎穴20～30次，手法由轻至重。

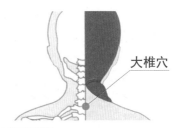

大椎穴

大椎穴

在颈项部，第7颈椎棘突下凹陷中。

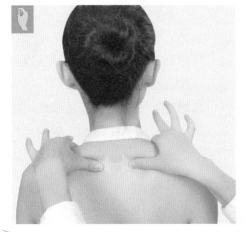

4 用拇指与其余四指指腹拿揉两侧肩井穴20～30次，手法由轻至重，有酸胀感为佳。

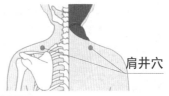

肩井穴

肩井穴

在肩部，大椎穴与肩峰端连线的中点，左右各1穴。

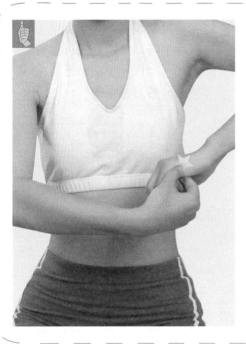

⑤ 用拇指点按患侧后溪穴，边按边活动肩部，持续3～5分钟。

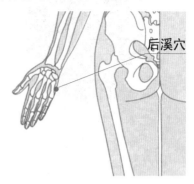

后溪穴

后溪穴

在手上，微握拳，在小指本节（第5掌指关节）后，尺侧的远侧掌横纹头赤白肉际处，左右各1穴。

特效穴位解析

后溪穴属手太阳小肠经，是奇经八脉的交会穴之一，通督脉，能泻心火、壮阳气、调颈椎、利眼目、正脊柱。主治头项强痛、腰背痛、颈肩部疼痛、疟疾、手指及肘臂挛痛等症。经常坐在电脑前的上班族、身体发育中的孩子，经常按摩后溪穴可以预防并治疗驼背、颈椎、腰部疼痛，是治疗颈椎病比较简单、有效的方法。

医师提示

1.同一个姿势不宜保持过久，应经常更换。伏案工作时间不宜太长。建议每工作1小时左右，休息5～10分钟，轻轻做颈部各方向的运动，让疲劳的颈部得到休息。

2.注意颈肩部保暖，避免受凉，注意颈部锻炼。

特效小偏方

■ **原料**：山楂片50克，丹参15克，粳米50克，冰糖适量。

■ **做法**：先将丹参以水煎煮，除渣取汁，放入山楂片、粳米和水，大火煮沸，转小火熬成粥，加入冰糖即可。

■ **功效**：活血化瘀，通络止痛。

肩周炎——通络止痛，活动自如

》【症状表现】

肩周炎又称肩关节周围炎，俗称肩凝症、五十肩、冻结肩，是以肩关节疼痛和活动不便为主要症状的常见病症。本病的好发年龄在50岁左右，女性发病率略高于男性，多见于体力劳动者。如得不到有效治疗，有可能严重影响肩关节的功能活动。肩关节可有广泛压痛，并向颈部及肘部放射，还可出现不同程度的三角肌萎缩。

》【原因】

日常生活中的姿势不良、精神压力、运动不足，因使用电脑、驾车产生的疲劳等，都是使肩膀肌肉僵硬酸痛的原因。如果置之不理，则有发展成肩周炎的可能，严重者不能完成梳头、洗脸、脱衣等动作。肩膀酸痛日趋低龄化，甚至中小学生也有肩膀僵硬、酸痛的症状。用点穴按摩法治疗肩膀酸痛僵硬的效果比较不错。

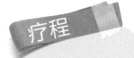

疗程

每日1次，10次为1个疗程，每疗程间休息1~2天，可持续2~3个疗程。

按压步骤

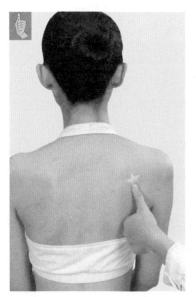

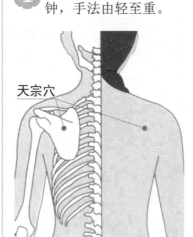

1 用双手拇指指腹按揉两侧天宗穴3~5分钟，手法由轻至重。

天宗穴

天宗穴

在肩胛部，冈下窝中央凹陷处，与第4胸椎相平，左右各1穴。

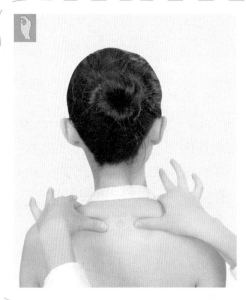

② 用拇指与其余四指指腹拿揉两侧肩井穴各20~30次，手法由轻至重，有酸胀感为佳。

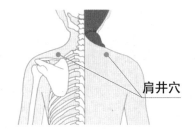

肩井穴

肩井穴

在肩部，大椎穴与肩峰端连线的中点，左右各1穴。

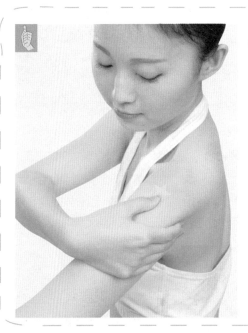

③ 用拇指指腹按揉两侧肩髃穴各20~30次，手法由轻至重，有酸胀感为佳。

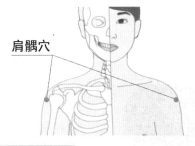

肩髃穴

肩髃穴

在大臂外侧，肩部三角肌上，臂外展，或向前平伸时，当肩峰前下方凹陷处，左右各1穴。

特效穴位解析

　　肩髃穴属手阳明大肠经，有通经活络、疏散风热的功效，主治急性脑血管病后遗症，肩周炎、肩臂痛、手臂挛急、上肢不遂，高血压，乳腺炎等。肩髃穴配合肩髎穴按摩对治疗肩臂疼痛和肩周炎有很好的效果。

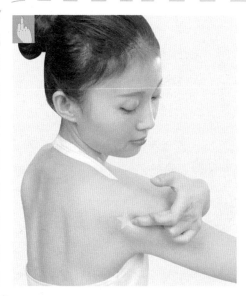

4 用中指指腹按揉两侧肩髎穴各20～30次，手法由轻至重。

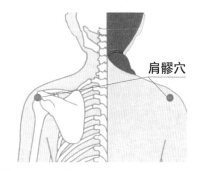

肩髎穴

肩髎穴

在肩部，肩髃穴后方，臂外展时，在肩峰后下方呈现凹陷处，左右各1穴。

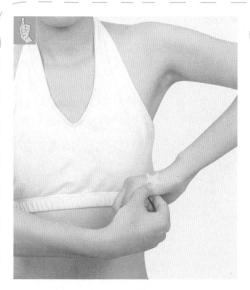

5 用拇指点按患侧后溪穴，边按边活动肩部，持续3～5分钟。

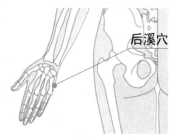

后溪穴

后溪穴

在手上，微握拳，在小指本节（第5掌指关节）后，尺侧的远侧掌横纹头赤白肉际处，左右各1穴。

医师提示

1. 多运动可促进血液循环，改善新陈代谢。

2. 孕妇忌拿揉肩井穴。

特效小偏方

原料：胡椒12克，当归20克，猪瘦肉60克。

做法：猪瘦肉块、胡椒、当归放入锅中煮熟，饮汤，每日1次。

功效：适用于肩部及臂部疼痛。

咳嗽——止咳平喘，润肺化痰

》【症状表现】

咳嗽常见于上呼吸道感染，急、慢性支气管炎，支气管扩张，肺结核等疾患。从咳嗽性质看，干性咳嗽无痰或痰量极少，湿性咳嗽伴有咳痰。

》【原因】

其发病原因主要有外邪侵袭、肺气不得宣畅，也可由肺脏病变或其他脏腑发病，影响肺脏而致咳嗽。

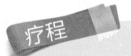

疗程

每日1次，10次为1个疗程，每疗程间休息1～2天，可持续2～3个疗程。

按压步骤

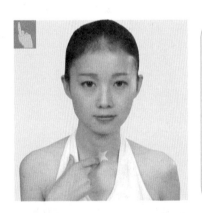

1 用食指指腹按揉天突穴20～30次，手法由轻至重。

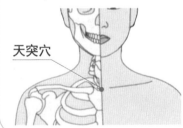

天突穴

天突穴

在颈部，前正中线上，胸骨上窝正中央。

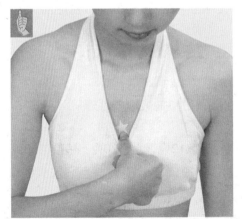

2 用拇指指腹按揉膻中穴20～30次，手法由轻至重。

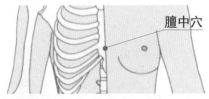

膻中穴

膻中穴

在胸部正中线上，平第4肋间，两乳头连线中点处。

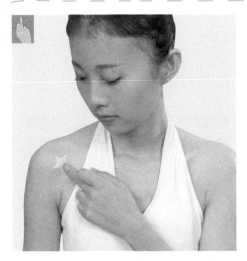

3 用中指指腹按揉两侧中府穴各20~30次。

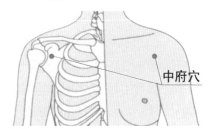

中府穴

中府穴

在胸部，胸前壁外上方，平第1肋间隙处，前正中线旁开6寸，左右各1穴。

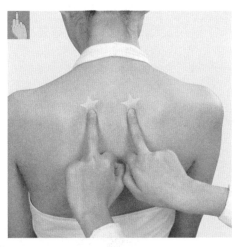

4 用两手中指指腹按揉肺俞穴20~30次。

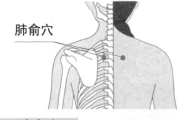

肺俞穴

肺俞穴

在背部，第3胸椎棘突下，旁开1.5寸，左右各1穴。

特效穴位解析

肺俞穴属足太阳膀胱经，具有调补肺气、补虚清热的功效，主要用于治疗咳嗽、哮喘、咳血、肺结核及过敏性鼻炎等病症，配风门穴、天突穴、膻中穴治疗咳嗽效果更佳。

医师提示

戒烟，少吃生冷油腻食物，增强体质，注意防寒保暖，有助于避免咳嗽。

胸闷——宁心安神，理气止痛

≫ 【症状表现】

胸闷是自觉胸部闷胀及呼吸不畅的感觉，轻者可能是神经官能性的，即心脏、肺的功能失去调节引起的，重者为心、肺疾患引起。胸闷的出现预示着一些器质性或功能性疾病的存在，不可小觑。临床治疗以宽胸理气，通阳化浊为主。

≫ 【原因】

胸闷大体分功能性胸闷与病理性胸闷：功能性胸闷即无器质性病变的胸闷，多见于生理或心理因素；病理性胸闷多见于心肺疾病，也有颈椎、胸椎相关性疾病。

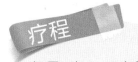

疗程

每日1次，10次为1个疗程，每疗程间休息1~2天，再进行下1个疗程。

按压步骤

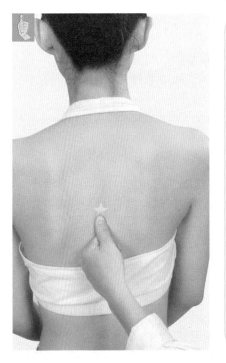

1 用大拇指垂直按揉灵台穴3~5分钟，边按揉边配合深呼吸。

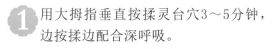

灵台穴

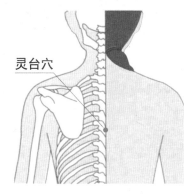

灵台穴

在背部，当后正中线上，第6胸椎棘突下凹陷中。

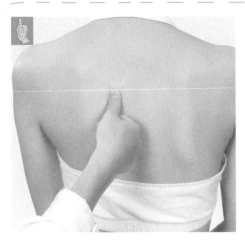

2 用拇指按揉两侧心俞穴各约20～30次。

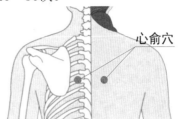

心俞穴

心俞穴

在背部，第5胸椎棘突下，旁开1.5寸，左右各1穴。

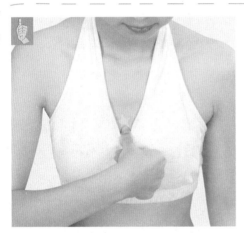

3 用拇指或大鱼际上下反复推擦膻中穴3～5分钟。

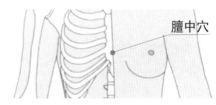

膻中穴

膻中穴

在胸部正中线上，平第4肋间，两乳头连线中点处。

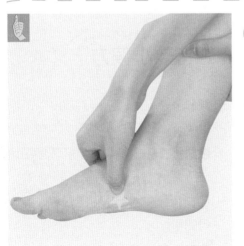

4 用拇指按揉两侧公孙穴各20～30次，以感觉酸胀为度。

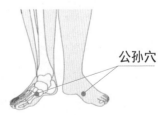

公孙穴

公孙穴

在足内侧缘，当第1跖骨基底部的前下方，左右各1穴。

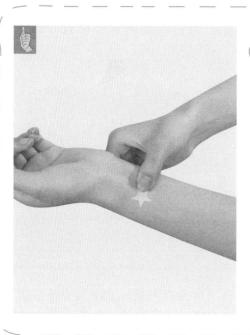

5 用拇指按揉两侧内关穴各20~30次，以感觉酸胀为度。

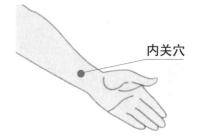

内关穴

内关穴

在小臂掌侧，腕横纹直上2寸，掌长肌腱与桡侧腕屈肌腱之间，左右各1穴。

特效穴位解析

　　内关穴属手厥阴心包经，经常按摩内关穴可以起到保护心脏的作用，能够宁心安神、理气止痛，主治心痛、心悸、胸闷气急、胃痛、失眠、晕车、手臂疼痛、头痛、恶心想吐、胸肋痛、心绞痛、月经痛、精神异常等。《百证赋》记载，内关穴配合建里穴可以治疗胸闷。按摩内关穴时，可沿着手腕上下方向或用硬币侧轮滚动按揉，每天按揉半小时。

医师提示

　　对于胸闷必须引起重视，以免延误必要的治疗。应该到医院去进行胸部透视、心电图、超声心动图、血液生化等检查以及肺功能测定，以便临床医师进一步确诊。

特效小偏方

■ **原料**：杏仁10克，猪肺90克，粳米60克。

■ **做法**：杏仁去皮尖；猪肺洗净切块，放入锅内焯水后捞出。将粳米、杏仁、猪肺加水以小火煮成粥，调味服用即可。

■ **功效**：宣肺降气，化痰止咳。

背痛——舒筋通络，散瘀活血

》【症状表现】

背痛是常见的一种疾病，约有80％的人感受过这种痛苦。有时背痛是一些疾病的信号，如结核、肿瘤、肝胆胃胰病、糖尿病、心脏病等，应及时到医院查明原因，对症治疗。

》【原因】

背痛常由受凉、劳累、姿势不良和脊椎退行性病变引起，使用点穴按摩疗法进行自我治疗，可以收到很好的疗效。

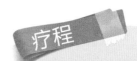

疗程

每日1次，10次为1个疗程，每疗程间休息1～2天，再进行下1个疗程。

按压步骤

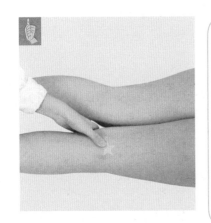

1 用双手拇指按揉两侧委中穴。

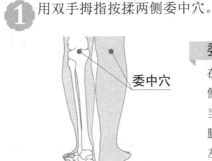

委中穴

委中穴

在腿部，膝关节后侧腘窝横纹中点，当股二头肌腱与半腱肌肌腱的中间，左右各1穴。

特效穴位解析

委中穴属足太阳膀胱经，具有舒筋通络、散瘀活血、清热解毒之功效，主治腰背痛、下肢痿痹、小腿疲劳、膝盖疼痛、腹痛、急性吐泻等。委中穴是治疗腰背疼痛的要穴，发作时按摩一下委中穴，症状往往会缓解。按摩力度以稍感酸痛为宜，一压一松为1次，连做10～20次。此外，膀胱经最活跃的时候为下午3～5时，在这段时间刺激委中穴效果更好。

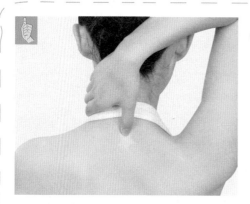

② 用拇指指腹按揉大椎穴20～30次。

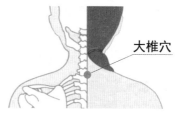

大椎穴

大椎穴

在颈项部，第7颈椎棘突下凹陷中。

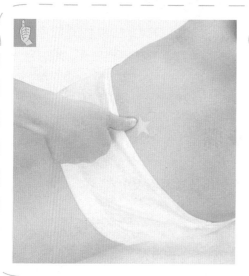

③ 用拇指指腹按揉至阳穴20～30次。

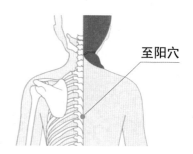

至阳穴

至阳穴

在背部，后正中线上，第7胸椎棘突下凹陷中，约与肩胛骨下角相平。

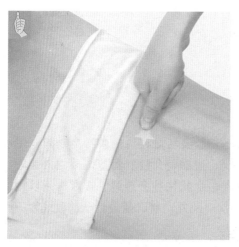

④ 用拇指指腹按揉悬枢穴20～30次。

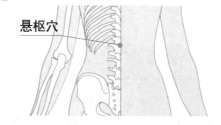

悬枢穴

悬枢穴

在腰部，当后正中线上，第1腰椎棘突下凹陷中。

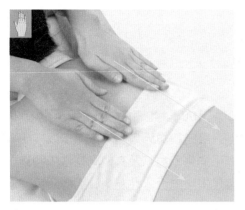

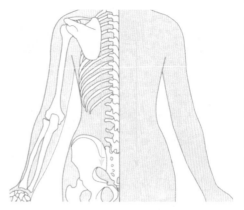

5 用手掌由上而下推擦脊柱两侧腰背肌，连续20～30次，以腰背部感觉发热为度。

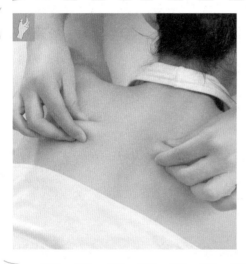

6 拇指与食指对合由上而下提捏两侧背俞穴，反复5～10次。

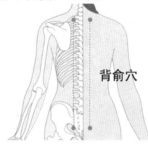

背俞穴

背俞穴

在背部，后正中线（督脉）旁开1.5寸处，从肺俞穴到膀胱俞，左右各12穴。

医师提示

1.日常坐、立、走、卧时都应保持正确姿势。

2.经常运动，一定要抽出时间活动脊柱、锻炼腰背肌，促进血液循环。

3.注意防寒、防湿、防风，不睡冰冷的地面、石板。

特效小偏方

■ 原料：姜1大块。

■ 做法：将姜拍碎后熬煮，凉至50℃放入毛巾浸泡拧干，敷在背痛处，交替敷30分钟。

■ 功效：可使局部肌肉松弛、血管扩张，有消炎、消肿、减轻疼痛的作用。

腹泻——和肠止泻，调节脏腑

》【症状表现】

正常人每天排便1次，排出粪便的量为200～400g。也有少数人每天虽排便2～3次，但粪便性状正常，则不能称为腹泻。腹泻一般是指每天大便次数增加或排便次数频繁，粪便稀薄或含有黏液脓血，或者还含有不消化的食物及其他病理性内容物。一般将腹泻分为急性腹泻与慢性腹泻两类，前者是指腹泻呈急性发病，历时短暂，而后者一般是指腹泻超过2个月。

》【原因】

急性腹泻多为细菌或病毒感染，或饮食不洁、食物中毒所致；慢性腹泻病因更为复杂，包括肠道感染性、非感染性炎症，肿瘤或小肠吸收不良等原因。中医认为，腹泻的病因是多方面的，主要有感受外邪、饮食所伤、情志失调、脾胃虚弱、命门火衰等原因，由此导致脾失健运、大小肠功能失常、升降失调、清浊不分，造成腹泻。

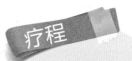

疗程

急性腹泻一般治疗3～5次可好转或缓解；慢性腹泻治疗7～10次为1个疗程，应坚持3个疗程以上。

按压步骤

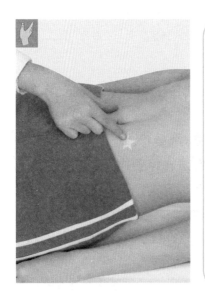

1 拇指与食指分放在两侧天枢穴上，作圆圈状按揉3～5分钟，然后再轻柔地向肚脐方向拿捏10～20次。

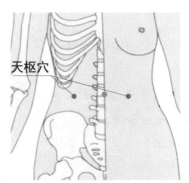

天枢穴

天枢穴

在中腹部，脐中旁开2寸，左右各1穴。

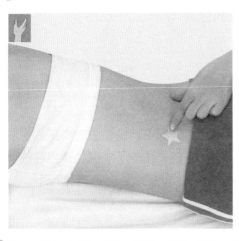

2 用拇指与食指指腹点按两侧大肠俞穴20～30次，每次点按持续30～60秒。

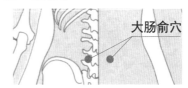

大肠俞穴

> **大肠俞穴**
>
> 在腰部，第4腰椎棘突下，旁开1.5寸，左右各1穴。

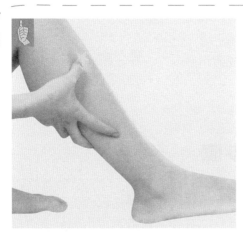

3 用拇指指腹按揉两侧上巨虚穴各20～30次，使之产生酸胀感。

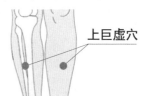

上巨虚穴

> **上巨虚穴**
>
> 在小腿前外侧，在外膝眼（犊鼻穴）下6寸，足三里穴下3寸，左右各1穴。

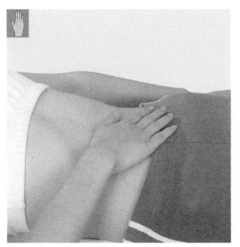

4 用掌根或鱼际轻柔按压神阙穴、气海穴各20～30次。

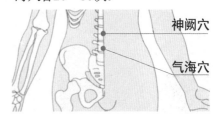

神阙穴

气海穴

> **神阙穴**
>
> 在腹部，脐中央。
>
> **气海穴**
>
> 在下腹部，前正中线上，脐中下方1.5寸。

便秘——生津润燥，润肠通便

>> 【症状表现】

便秘是指大便经常秘结不通，或有便意而排便困难的一种病症。常表现为：便意少，便次也少；排便艰难、费力；排便不畅；大便干结，排便不净感。便秘往往伴有腹痛或腹部不适，部分患者还伴有失眠、烦躁、多梦、抑郁、焦虑等精神心理障碍。

>> 【原因】

便秘从病因上可分为器质性和功能性两类。功能性便秘病因尚不明确，其发生与饮食、情绪、运动等多种因素有关。中医学认为，本病可由肠胃积热、气机郁滞或气血亏虚、阴寒凝滞所致。

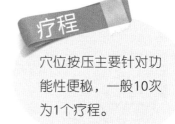

疗程

穴位按压主要针对功能性便秘，一般10次为1个疗程。

按压步骤

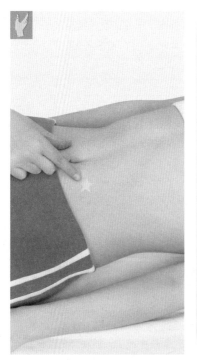

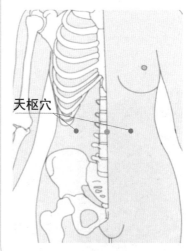

1 拇指与食指分放在两侧天枢穴上，作圆圈状按揉3～5分钟，然后再用力向肚脐方向拿捏10～20次。

天枢穴

天枢穴

在中腹部，脐中旁开2寸，左右各1穴。

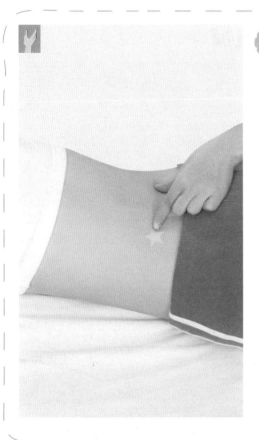

2 用拇指与食指指腹同时点按（或用双手拇指分别点按）两侧大肠俞穴20～30次，每次点按持续30～60秒。

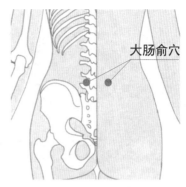

大肠俞穴

大肠俞穴

在腰部，第4腰椎棘突下，旁开1.5寸，左右各1穴。

说明： 可根据患者承受程度，用肘尖按压两侧大肠俞穴，以深入刺激此穴位，提升按摩效果。

特效穴位解析

　　大肠俞穴属足太阳膀胱经，具有理气降逆、调和肠胃、外散肠腑之热的功效，主治腹胀、泄泻、便秘、腰痛、坐骨神经痛等症。配合气海穴、足三里穴、支沟穴按摩，治疗便秘效果更佳。

医师提示

　　1.注意饮食调摄，多吃粗纤维食物，体质偏寒者少食水果。

　　2.进行适当的体育锻炼，避免久坐少动。

　　3.养成定时排便的习惯。

特效小偏方

■ **原料：** 香蕉500克，黑芝麻25克。

■ **做法：** 用香蕉蘸炒至半生的黑芝麻嚼吃，每天分3次吃完。

■ **功效：** 润肠通便，患有高血压的便秘患者可常吃。

随症加减

1.虚秘加隔盐灸神阙穴，每日3~7壮。

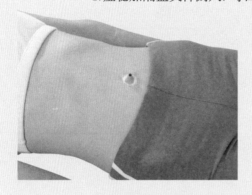

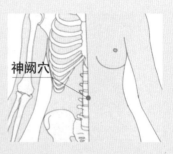

神阙穴

神阙穴
在腹部，脐中央。

2.热秘用拇指按揉两侧支沟穴各20~30次，使局部产生酸胀感。

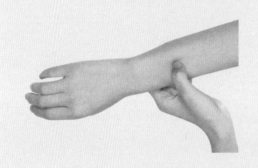

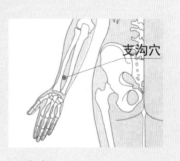

支沟穴

支沟穴
在小臂背侧，阳池穴与肘尖穴的连线上，腕背横纹上3寸，左右各1穴。

3.寒秘加灸关元穴，或摩擦按揉5~10分钟。

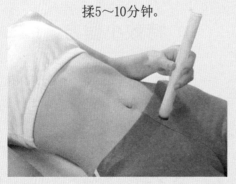

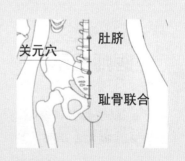

肚脐

关元穴

耻骨联合

关元穴
在下腹部，前正中线上，脐中下方3寸。

其他常见病症

高血压——养护脏腑，降低血压

》【症状表现】

高血压是指处于静止状态时，收缩压达到或超过140mmHg，同时舒张压达到或超过90mmHg。高血压的最初症状多为疲乏，时有头晕，记忆力减退，休息后可消失。血压明显升高时，可出现头晕加重、头痛甚至恶心、呕吐。

》【原因】

引起高血压的原因有遗传性、摄入盐分过多、肥胖、长期压力过大和紧张等。属于中医学"眩晕"范畴，认为与肝肾阴虚、肝阳上亢或气血亏虚、痰浊上犯等因素有关。

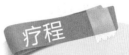

疗程

每日1次，10次为1个疗程，每疗程间休息1～2天，再进行下1个疗程。

按压步骤

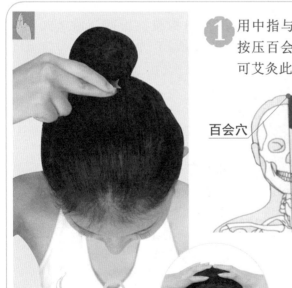

1 用中指与食指指腹叠加（或用中指指腹）按压百会穴20～30次，手法由轻至重。也可艾灸此穴。

百会穴

百会穴

在头顶，前发际正中直上5寸，头顶正中线与两耳尖连线交点上。

【简便取穴】

采用正坐的姿势，百会穴位于人体的头部，头顶正中心，两耳尖直上连线中点处。

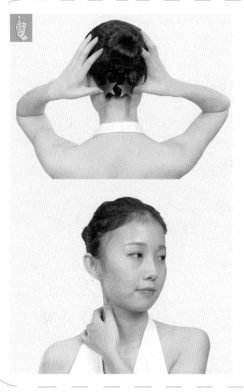

2 双手拇指抵住风池穴，其余手指放置在头部两侧，按压20～30次，并配合推按桥弓穴，手法由轻至重。

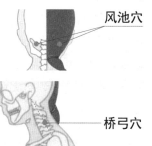

风池穴

桥弓穴

风池穴

在颈项部，当枕骨之下，与风府穴相平，胸锁乳突肌与斜方肌上端之间的凹陷处，左右各1穴。

桥弓穴

位于头颈部的大筋上，从耳后翳风到缺盆成一条线。

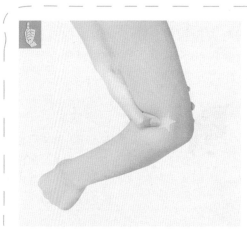

3 用拇指指腹按压两侧曲池穴各20～30次，手法由轻至重。

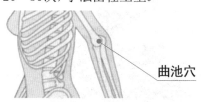

曲池穴

曲池穴

在肘部横纹外侧端，屈肘，当尺泽穴与肱骨外上髁连线中点，左右各1穴。

特效穴位解析

　　曲池穴为手阳明大肠经穴，有通腑泄热、调和气血之功效，对人体的消化系统、血液循环系统、内分泌系统等均有明显的调整作用，常用于治疗肩肘关节疼痛、上肢瘫痪、高血压等。曲池穴的降压作用已被证实，且远期疗效较好。

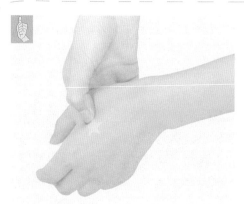

4 拇指屈曲，垂直按揉两侧合谷穴各20～30次。

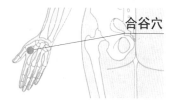

合谷穴

合谷穴

在手背，第1、2掌骨间，当第2掌骨桡侧的中点处，左右各1穴。

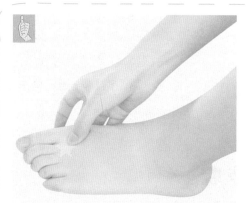

5 用拇指指腹按揉两侧太冲穴各20～30次，手法由轻至重，以有酸胀感为佳。

太冲穴

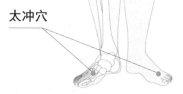

太冲穴

在足背，第1、第2跖骨结合部前方凹陷中，左右各1穴。

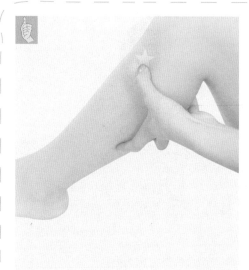

6 用拇指指腹按揉两侧足三里穴各20～30次，手法由轻至重，以有酸胀感为佳。

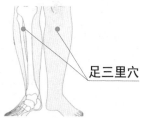

足三里穴

足三里穴

在小腿前外侧，外膝眼（犊鼻穴）下3寸，胫骨前缘外侧约1横指处，左右各1穴。

糖尿病——降糖降脂，养阴止渴

>> 【症状表现】

随着人们生活水平的提高，人口老龄化及肥胖发生率的增加，糖尿病的发病率呈逐年上升趋势。糖尿病临床以高血糖为主要标志，常见症状有多饮、多尿、多食以及消瘦等，即"三多一少"症状。中医学称本病为"消渴"，临床上通常把以多饮症状突出的称为"上消"，多食症状突出的称为"中消"，多尿症状突出的称为"下消"。

>> 【原因】

糖尿病主要是胰岛素绝对或相对分泌不足，导致一系列新陈代谢的紊乱。点穴按摩手法在治疗糖尿病时注重调理三焦和脾胃，兼补肝肾。

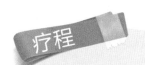

疗程

每日1次，10次为1个疗程，每疗程间休息1~2天，再进行下1个疗程。

按压步骤

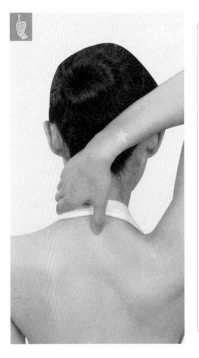

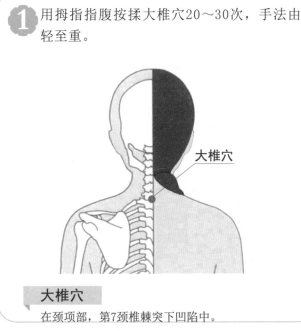

① 用拇指指腹按揉大椎穴20～30次，手法由轻至重。

大椎穴

大椎穴

在颈项部，第7颈椎棘突下凹陷中。

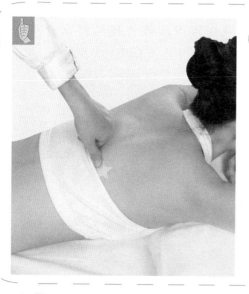

2 用拇指按揉脊柱两侧胰俞穴各20～30次，手法由轻至重。

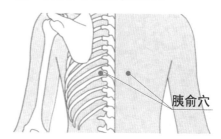

胰俞穴

胰俞穴

在背部，第8胸椎棘突下旁开1.5寸，左右各1穴。

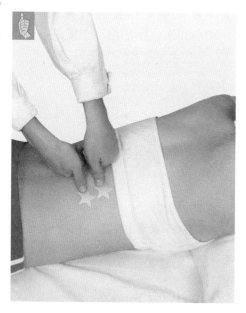

3 用拇指依次按揉脊柱两侧脾俞穴、胃俞穴各20～30次，手法由轻至重。

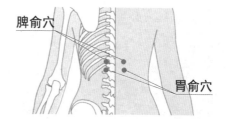

脾俞穴

胃俞穴

脾俞穴

在背部，第11胸椎棘突下，旁开1.5寸，左右各1穴。

胃俞穴

在背部，第12胸椎棘突下，旁开1.5寸，左右各1穴。

特效穴位解析

　　脾俞穴属足太阳膀胱经，具有外散脾脏之热、益气壮阳、健脾和胃、利湿升清的功效，主治倦怠、口渴、食欲不振、糖尿病等病症。长期按摩脾俞穴对缓解糖尿病具有特殊效果。此外，艾灸脾俞穴对治疗糖尿病同样有效，每次10～20分钟，每日1次或者隔日1次。

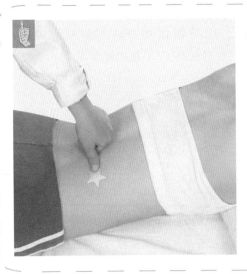

4 用拇指按揉脊柱两侧肾俞穴各20～30次，手法由轻至重。

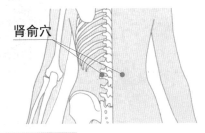

肾俞穴

肾俞穴

在腰部，第2腰椎棘突下，旁开1.5寸，左右各1穴。

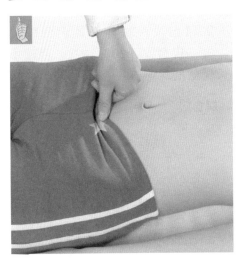

5 用食指或中指指腹按揉关元穴20～30次，手法由轻至重。

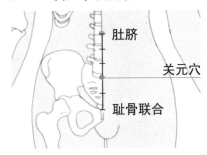

肚脐

关元穴

耻骨联合

关元穴

在下腹部，前正中线上，脐中下方3寸。

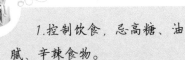

医师提示

1.控制饮食，忌高糖、油腻、辛辣食物。

2.注意休息，节制房事。

特效小偏方

■ 原料：兔肉250克，枸杞子15克，盐适量。

■ 做法：兔肉洗净切大块，焯去血水；锅内添适量水，放入枸杞子、兔肉，用文火炖熟，加盐调味后食用。

■ 功效：兔肉和枸杞子都是糖尿病患者的理想食物，二者搭配，降糖效果更佳。

痛经——理气行经，调血止痛

》【症状表现】

痛经是指女性经期前后或行经期间，出现下腹部痉挛性疼痛，并有面色苍白、手足厥冷、恶心呕吐等症状，有时会严重影响日常生活。

》【原因】

中医学认为痛经的病因病机为寒凝血瘀，气机不畅，胞络阻滞或气血两虚，经脉失养。

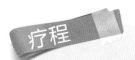
疗程

每日治疗1次，7～10次为1个疗程，经前3～5天开始治疗。本法适用于治疗各种原因引起的痛经。

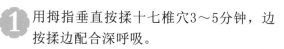
按压步骤

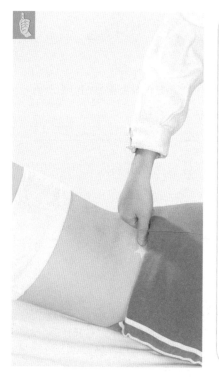

① 用拇指垂直按揉十七椎穴3～5分钟，边按揉边配合深呼吸。

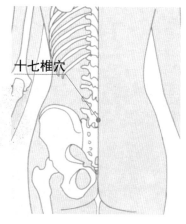

十七椎穴

十七椎穴

在腰部，当后正中线上，第5腰椎棘突下。

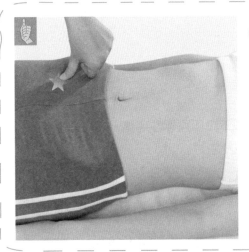

2 用拇指指腹按揉两侧子宫穴各20～30次。

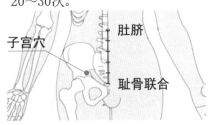

肚脐

子宫穴

耻骨联合

子宫穴

在下腹部，脐中下方4寸，中极穴旁开3寸，左右各1穴。

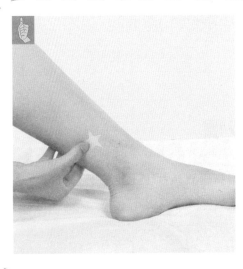

3 用拇指指腹按揉两侧三阴交穴各20～30次，手法由轻至重。

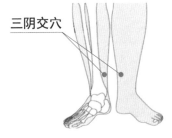

三阴交穴

三阴交穴

在小腿内侧，足内踝尖直上3寸，胫骨内侧后缘，左右各1穴。

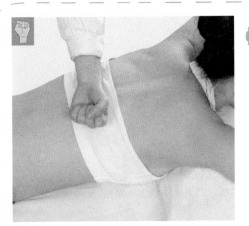

4 用拳背按揉两侧肝俞穴各20～30次。

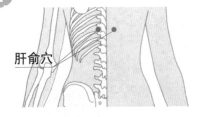

肝俞穴

肝俞穴

在背部，第9胸椎棘突下，旁开1.5寸，左右各1穴。

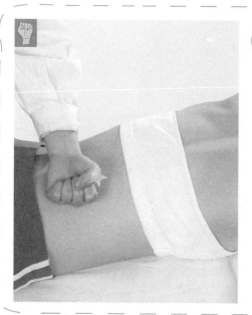

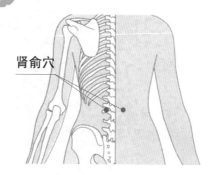

⑤ 用拳背按揉两侧肾俞穴各20～30次。

肾俞穴

肾俞穴

在腰部，第2腰椎棘突下，旁开1.5寸，左右各1穴。

特效穴位解析

　　子宫穴是经外奇穴，在十四经穴之外，具有调经理气、升提下陷的功效，主治妇女不孕、月经不调、痛经、阴挺及阑尾炎、盆腔炎、睾丸炎等。经外奇穴在临床应用上，针对性较强，子宫穴主治妇科疾病，配合中极穴、关元穴、气海穴、带脉穴、八髎穴按摩可以有效治疗痛经。用指腹按揉并做环状运动，每次3～5分钟，每日2次。

医师提示

　　1.痛经的治疗宜在经前3～5天开始，可起到预防作用。

　　2.经期不宜行冷水浴和游泳，忌吃生冷食物，可服用生姜红糖水。

　　3.三阴交穴可以活血通经，孕妇禁止按摩此穴。

特效小偏方

■ **原料：**鸡蛋2个，益母草30克，元胡15克。

■ **做法：**将鸡蛋洗净，放入砂锅中，加入益母草、元胡、适量清水同煮，鸡蛋熟后去壳再煮片刻去药渣，吃蛋喝汤。经前1～2天开始服，每日1剂，连服5～7天。

■ **功效：**适合于气滞血瘀型痛经的女性食用。

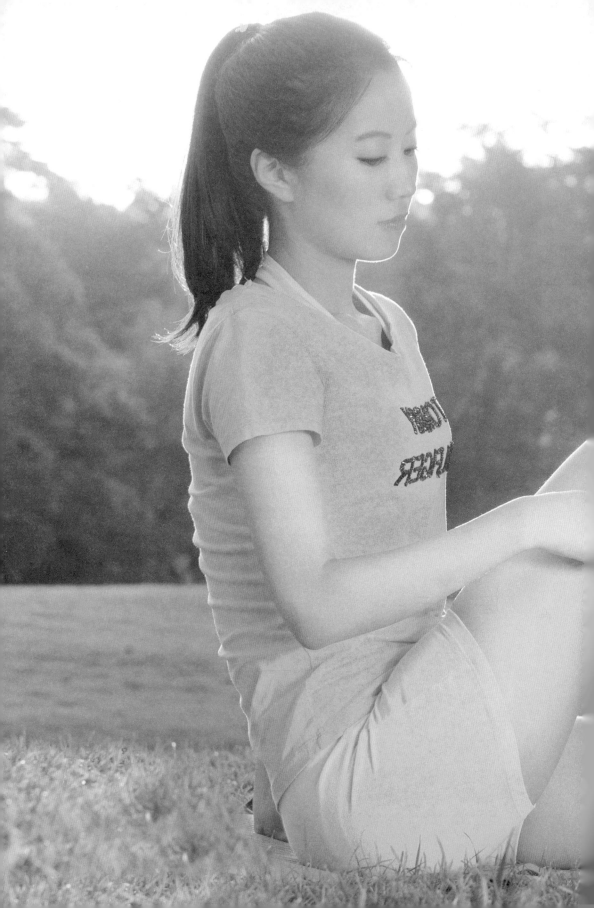

第四章

保健单穴按压，
按按揉揉保健康

◎中老年——抵抗衰老，促进代谢

◎女性——调理体质，补血养颜

◎男性——强壮身体，补肾养心

◎儿童——益智强身，增强抵抗力

增强记忆力

》【概述】

脑力劳动者长时间用脑，如果不注意休息，很容易引起头昏脑胀、思维能力下降、反应迟钝。随着年龄的增加，大脑皮层功能会逐步减弱，脑力逐渐减退，出现记忆力差、健忘等现象。

中医学认为记忆力差与心、脾、肾有关。健忘症的发生还有其外部原因，持续的压力和紧张，过度吸烟、饮酒，缺乏维生素等会使脑细胞产生疲劳，而使健忘症恶化。

疗程

每日1次，10次为1个疗程，每疗程间休息1~2天，再进行下1个疗程。

按压步骤

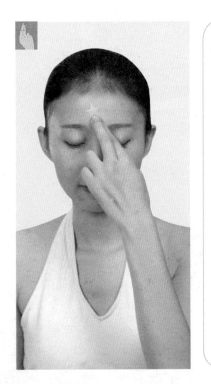

1 食指与中指指腹叠加按揉印堂穴20~30次，手法由轻至重。

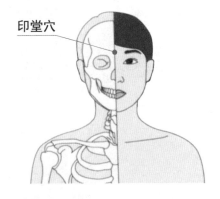

印堂穴

印堂穴

在前额，两眉头连线之中间，与前正中线之交点处。

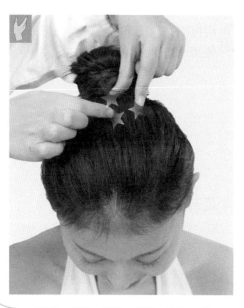

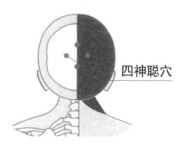

2 他人用拇指和食指指腹按压四神聪穴20～30次，手法由轻至重。

四神聪穴

四神聪穴

在头顶，百会穴前、后、左、右各开1寸处，共4个穴位。

特效穴位解析

　　四神聪穴为经外奇穴之一，具有镇静安神、清头明目、醒脑开窍的功效，主治头痛、眩晕、失眠、健忘、癫痫、精神病、脑血管病后遗症、大脑发育不全等。经常按摩四神聪穴可促进头部血液循环，增加大脑供血，起到缓解疲劳、助眠安神、醒神益智、增强记忆力的效果。可用手指有节奏敲击或逐一揉按左右神聪穴，再逐一揉按前后神聪穴，共3分钟。

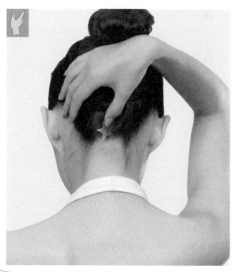

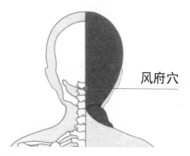

3 用拇指或食指的指腹按揉风府穴20～30次，手法由轻至重。

风府穴

风府穴

在颈项部，当后发际正中直上1寸，枕外隆凸直下，两侧斜方肌之间凹陷中。

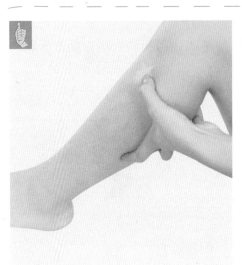

4 用拇指指腹向下按压两侧足三里穴各20～30次，手法由轻至重。

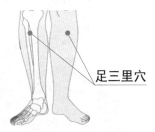

足三里穴

足三里穴

在小腿前外侧，外膝眼（犊鼻穴）下3寸，胫骨前缘外侧约1横指处，左右各1穴。

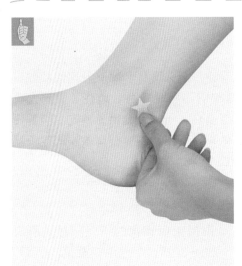

5 用拇指指腹按揉两侧太溪穴各20～30次，手法由轻至重。

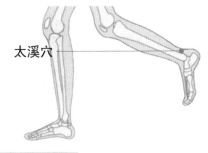

太溪穴

太溪穴

位于足内侧，内踝后方与跟腱之间的凹陷处，左右各1穴。

医师提示

1. 用力按摩小腿时不可以憋气，否则容易引起血压上升。

2. 勤于用脑。勤奋的工作和学习往往可以使人的记忆力保持良好的状态。

3. 保持良好的情绪，对提高记忆力颇有裨益。

4. 经常参加体育锻炼，保证睡眠的质量和时间，养成良好的生活习惯。

缓解下肢酸痪

》【概述】

在办公室工作的人，平时一坐就是很长时间，常会出现腰部发僵，下肢酸胀、疼痛、乏力、怕冷等情况。久而久之，如不能得到及时缓解，可能会诱发其他疾病。

夏天过多使用空调，也可能出现上述症状。另外多发性神经炎、运动神经元疾病以及腰椎间盘突出等也可能引起下肢酸痪。

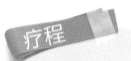

疗程

每日1次，10次为1个疗程，每疗程间休息1～2天，再进行下1个疗程。

按压步骤

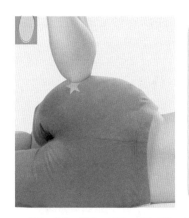

1 用肘尖点按、弹拨环跳穴，每侧各20～30次，手法由轻至重。

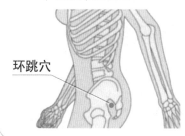

环跳穴

环跳穴

在臀部外侧，侧卧屈股，股骨大转子最凸点与骶管裂孔连线的外1/3与中1/3交点处，左右各1穴。

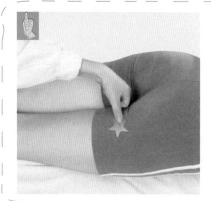

2 用拇指指腹按揉承扶穴，每侧各20～30次，手法由轻至重。

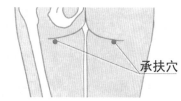

承扶穴

承扶穴

在大腿后面，臀下横纹的中点，左右各1穴。

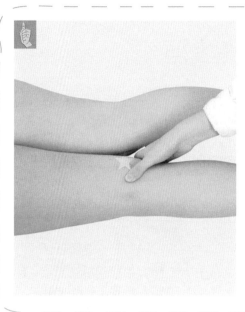

3 用拇指指腹按揉委中穴，每侧各20～30次，手法由轻至重。

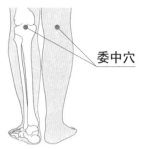

委中穴

委中穴

在腿部，膝关节后侧腘窝横纹中点，当股二头肌腱与半腱肌肌腱的中间，左右各1穴。

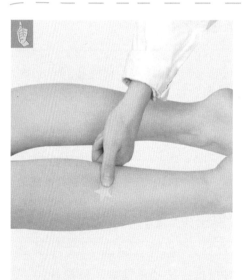

4 用拇指指腹按揉承山穴，每侧各20～30次，手法由轻至重。

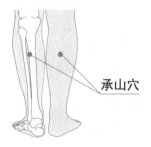

承山穴

承山穴

在小腿后侧正中，当伸直小腿或足跟上提时，腓肠肌肌腹下出现尖角凹陷处，左右各1穴。

特效穴位解析

承山穴属足太阳膀胱经，能激发经气运行，达到宣通气血、调整阴阳、扶正祛邪的目的，主治小腿肚抽筋、脚部劳累、膝盖劳累、腰背痛、腰腿痛、便秘、脱肛、痔疮等。承山穴为足太阳膀胱经上的重要穴位之一，为治疗小腿痉挛、腿部转筋的常用效穴，配环跳穴、阳陵泉穴能很好地治疗下肢痿痹。

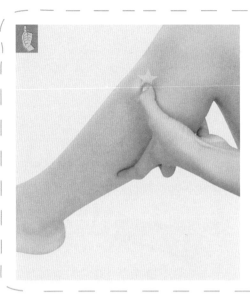

⑤ 用拇指指腹按揉足三里穴，每侧各20~30次，手法由轻至重。

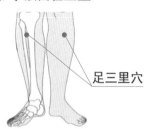

足三里穴

足三里穴

在小腿前外侧，外膝眼（犊鼻穴）下3寸，胫骨前缘外侧约1横指处，左右各1穴。

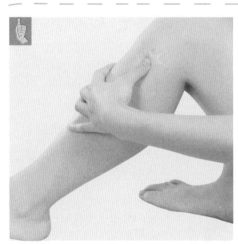

⑥ 用拇指指腹按揉阳陵泉穴，每侧各20~30次，手法由轻至重。

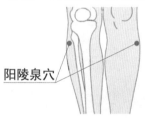

阳陵泉穴

阳陵泉穴

在小腿外侧，屈膝，腓骨头前下方凹陷处，左右各1穴。

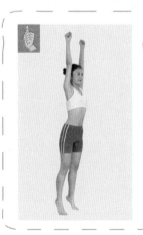

⑦ 站立，两脚稍分开，双手握拳，双臂伸直向上高举，同时用力踮起脚跟，然后放松，再重复。

特效小偏方

■ **原料**：川芎、茶叶各6克，红糖适量。

■ **做法**：将川芎以水煎煮，取滚沸药汁沏茶，并调入适量红糖代茶饮。

■ **功效**：活血行气，止痛化瘀。

缓解失眠心烦

>> 【概述】

失眠是指入睡困难、睡眠中间易醒及早醒等睡眠质量低下、睡眠时间明显减少的症状，严重的患者还彻夜不眠。长期失眠易引起心烦易乱、疲乏无力，甚至出现头痛、记忆力减退，还可引起一系列临床症状，并诱发一些心身性疾病。

失眠是由于情志不遂、饮食内伤，或病后及年迈，禀赋不足，心虚胆怯等病因，引起心神失养或心神不安，从而导致以经常不能获得正常睡眠为特征的一类病症。与心、肝、脾、肾等多个脏器密切相关。

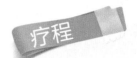

疗程

每日1次，10次为1个疗程，每疗程间休息1～2天，再进行下1个疗程。

按压步骤

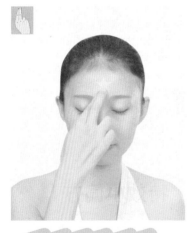

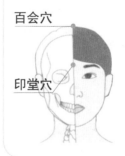

① 食指与中指指腹叠加（或用拇指指腹）点按百会穴、印堂穴各5～10分钟。

百会穴

印堂穴

百会穴

在头顶，前发际正中直上5寸，头顶正中线与两耳尖连线交点上。

印堂穴

在前额，两眉头连线之中间，与前正中线之交点处。

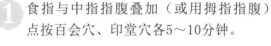

特效穴位解析

印堂穴为经外奇穴之一，与督脉相通，督脉入于脑，故有较好的镇惊止眩、通窍苏厥、宁心安神之效，主治头痛、头晕，鼻炎，目赤肿痛，三叉神经痛、头痛，失眠，高血压，目眩，眼部疾病等。印堂穴与百会穴配合按摩可以保持心情舒畅，减少烦恼，减轻思想顾虑，改善失眠状况。在入睡前30～60分钟操作10分钟即可。

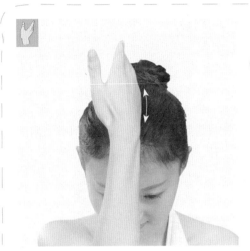

2 伸开五指，用小指侧从百会穴至印堂穴往返叩击20～30次，力度要均匀和缓。

穴位图及穴位解析同步骤1

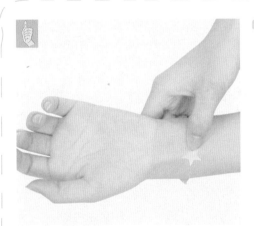

3 用拇指指腹按揉两侧内关穴各20～30次。

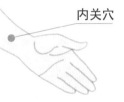

内关穴

内关穴

在小臂掌侧，腕横纹直上2寸，掌长肌腱与桡侧腕屈肌腱之间，左右各1穴。

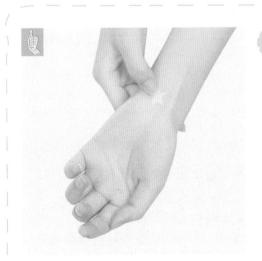

4 用拇指指腹按揉两侧神门穴各20～30次，手法由轻至重。

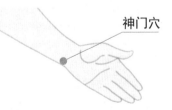

神门穴

神门穴

在腕部，腕掌侧横纹尺侧端，尺侧腕屈肌腱的桡侧凹陷处，左右各1穴。

缓解激动易怒

>> 【概述】

工作压力大时，很容易心情、脾气不好，稍微遇到不顺心的事就控制不了自己的情绪，激动易怒，通常表现为脸色通红、血压上升、心跳加快、呼吸短而急、口干舌燥、失眠、容易长青春痘等。

中医将容易发怒称为"善怒"，应属于疾病的范畴。中医理论认为，善怒主要与肝有关，主要分为肝郁气滞、肝火上炎、脾虚肝郁3种证候。

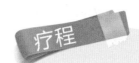

疗程

每日1次，10次为1个疗程，每疗程间休息1~2天，再进行下1个疗程。

按压步骤

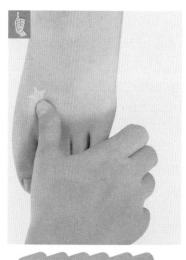

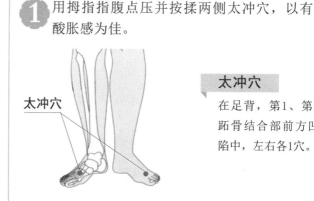

1 用拇指指腹点压并按揉两侧太冲穴，以有酸胀感为佳。

太冲穴

太冲穴

在足背，第1、第2跖骨结合部前方凹陷中，左右各1穴。

特效穴位解析

太冲穴属足厥阴肝经，有疏肝解热、平肝熄风的作用，现代常用于治疗脑血管病、高血压、青光眼、面神经麻痹、癫痫、肋间神经痛、月经不调、下肢瘫痪等。中医认为，肝为"将军之官"，主怒。太冲穴是肝经的原穴，生气、发怒的人往往在太冲穴出现异常。通过对太冲穴的按摩可以疏解激动易怒情绪。

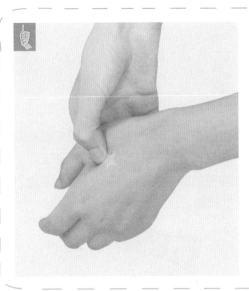

❷ 拇指屈曲，垂直点压并按揉两侧合谷穴各20~30次，以有酸胀感为佳。

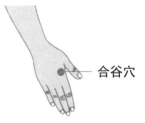

合谷穴

合谷穴

在手背，第1、第2掌骨间，当第2掌骨桡侧的中点处，左右各1穴。

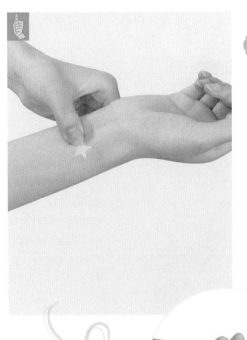

❸ 用拇指指腹点压并按揉两侧内关穴，以有酸胀感为佳。

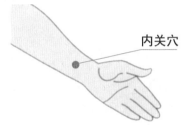

内关穴

内关穴

在小臂掌侧，腕横纹直上2寸，掌长肌腱与桡侧腕屈肌腱之间，左右各1穴。

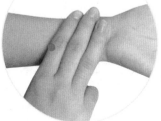

【简便取穴】

内关穴在前臂掌侧，从近手腕之横皱纹的中央起，向上约三指宽的中央即是。

缓解手腕酸麻

>> 【概述】

手腕莫名的刺痛、酸麻、无力，在电脑族里俗称"鼠标手"。现代越来越多的人每天长时间接触、使用电脑，这些上网族多数每天重复在键盘上打字和移动鼠标，手腕关节因长期密集、反复和过度的活动，导致腕部肌肉或关节麻痹、肿胀、疼痛、痉挛，使这种病症迅速成为一种日渐普遍的现代文明病。

常干家务活的女性，长时间提领重物，以及常年动笔杆的文人，都容易发生腕关节劳损，导致手腕酸痛不适，甚至罹患所谓的腕管综合征。

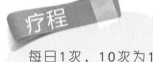

疗程

每日1次，10次为1个疗程，每疗程间休息1～2天，再进行下1个疗程。

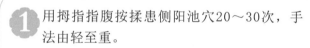

按压步骤

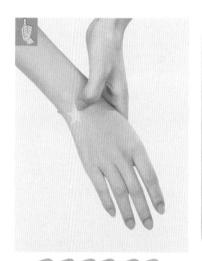

1 用拇指指腹按揉患侧阳池穴20～30次，手法由轻至重。

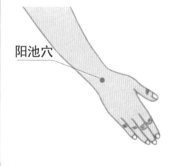

阳池穴

在腕部，腕背横纹中，当指伸肌腱的尺侧缘凹陷处，左右各1穴。

特效穴位解析

阳池穴属于手少阳三焦经，位于手背间骨的集合部位，可以恢复三焦经的功能，将热能传达到全身，迅速畅通血液循环，现代常用于治疗糖尿病、前臂疼痛麻木、腕关节炎等。配外关穴、曲池穴主治前臂疼痛麻木，手腕酸麻。经常按揉阳池穴，还能够治疗"鼠标手"。刺激这个穴位时间要长，力度要缓。

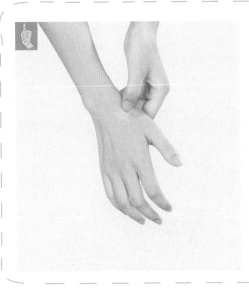

② 用拇指指腹按揉患侧阳溪穴20～30次，手法由轻至重。

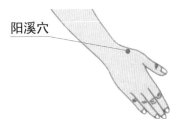

阳溪穴

阳溪穴

在手腕桡侧，拇指上翘，当两筋（拇长伸肌健与拇短伸肌腱）之间凹陷中，左右各1穴。

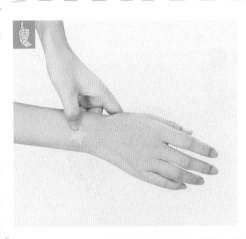

③ 用拇指指腹按揉患侧养老穴20～30次，手法由轻至重。

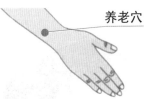

养老穴

养老穴

在小臂背面尺侧，当尺骨小头近端桡侧凹陷中，左右各1穴。

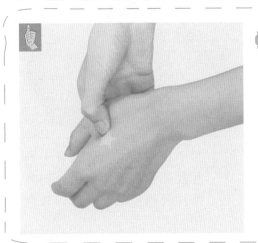

④ 拇指屈曲，垂直按揉患侧合谷穴20～30次，手法由轻至重。

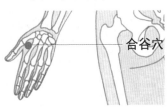

合谷穴

合谷穴

在手背，第1、第2掌骨间，当第2掌骨桡侧的中点处，左右各1穴。

减皱抗衰老

》【概述】

谁都想拥有光泽、细嫩、富有弹性的皮肤。而事实上，内外环境的不利因素不经意间使很多人的容颜过早变得黯淡而粗糙无光。

如果皮肤得不到良好的保养或随着年龄增长而衰退，死皮就会附着在皮肤表面而不脱落，因而造成一系列问题，严重影响美观，这就是肌肤衰老的过程。造成皮肤衰老的主要原因是皮肤毛孔平常受到死亡细胞的阻塞，影响了新陈代谢。

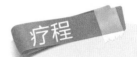

疗程

每日1次，10次为1个疗程，每疗程间休息1~2天，再进行下1个疗程。

按压步骤

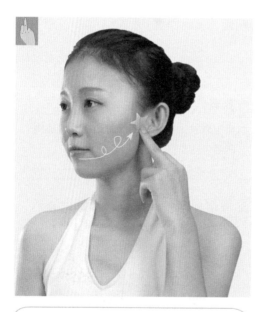

1 用中指指腹着力，从下颌的承浆穴开始，螺旋状自下而上推抹至两侧耳垂，每侧10~20次。

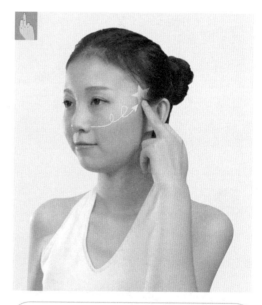

2 用中指指腹着力，从鼻旁迎香穴开始，螺旋状由内向外推抹两侧面颊至耳前，每侧10~20次。

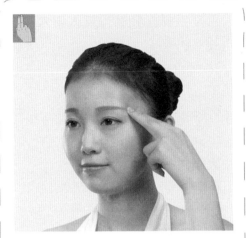

③ 用食指、中指指腹着力，从攒竹穴开始，由内向外推抹上眼眶，每侧10～20次。

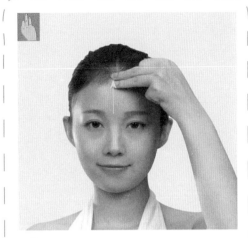

④ 用中指、无名指指腹着力，从眉间印堂穴开始，自下而上推抹前额10～20次。

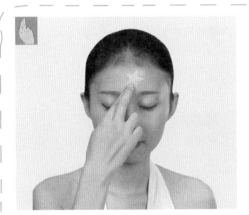

⑤ 食指与中指指腹叠加按揉印堂穴20～30次。

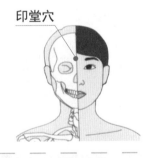

印堂穴

印堂穴

在前额，两眉头连线之中间，与前正中线之交点处。

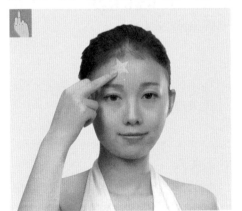

⑥ 用食指或中指指腹按揉两侧阳白穴各20～30次。

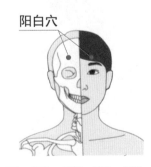

阳白穴

阳白穴

在前额，瞳孔直上，眉上1寸，左右各1穴。

119

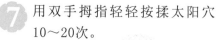

7 用双手拇指轻轻按揉太阳穴10~20次。

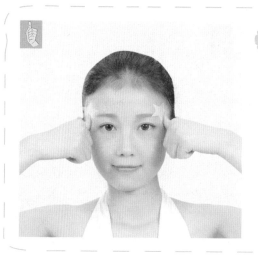

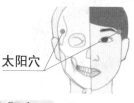

太阳穴

太阳穴

在前额两侧，双眼后方，眉梢与外眼角之间，向后约1横指的凹陷处，左右各1穴。

8 用食指或中指轻轻按揉两侧颧髎穴各10~20次。

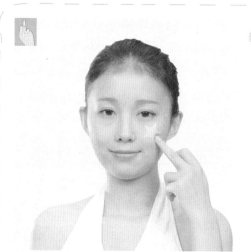

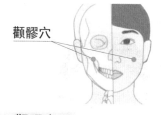

颧髎穴

颧髎穴

在面部，当目外眦直下，颧骨下缘凹陷处，左右各1穴。

9 用食指或中指轻轻按揉两侧下关穴各10~20次。

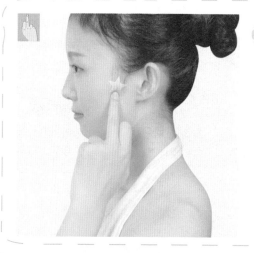

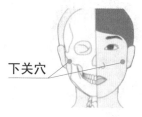

下关穴

下关穴

闭口时耳前颧弓与下颌切迹形成的凹陷中，合口有空，张口即闭，左右各1穴。

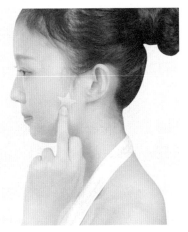

10 用食指或中指轻轻按揉两侧颊车穴各10～20次。

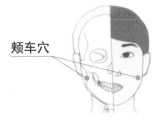

颊车穴

颊车穴

在面部，下颌角前上方约1横指，左右各1穴。

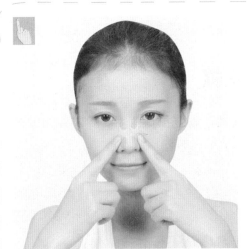

11 用食指或中指轻轻按揉两侧迎香穴各10～20次。

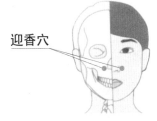

迎香穴

迎香穴

在面部，鼻翼外缘中点旁开约0.5寸，鼻唇沟中，左右各1穴。

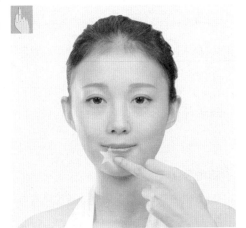

12 用食指或中指轻轻按揉承浆穴10～20次。

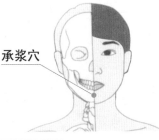

承浆穴

承浆穴

在面部，当颏唇沟的正中凹陷处。

健肠排毒

>> 【概述】

毒素是指人体新陈代谢后产生的废物，如粪便、二氧化碳、重金属等。毒素堆积在体内，不能及时排出，会造成机体正常的生理机能被扰乱，影响健康，出现一系列症状，如面色发黯、色斑、便秘、口臭等。

人体的肠道中有许多皱褶、憩室，会积存和残留许多食物残渣，它们依附在肠壁上，日久会形成危害人体健康的肠内毒素，即肠毒。

疗程

每日1次，10次为1个疗程，每疗程间休息1~2天，再进行下1个疗程。

按压步骤

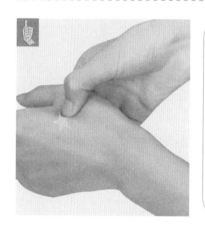

1 拇指屈曲，垂直按揉两侧合谷穴各20～30次，以有酸胀感为佳。

合谷穴

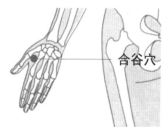

在手背，第1、第2掌骨间，当第2掌骨桡侧的中点处，左右各1穴。

合谷穴

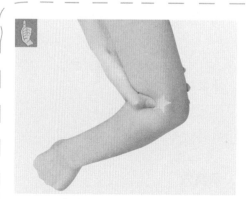

2 用拇指指腹点揉两侧曲池穴各20～30次。

曲池穴

曲池穴

在肘部横纹外侧端，屈肘，当尺泽穴与肱骨外上髁连线中点，左右各1穴。

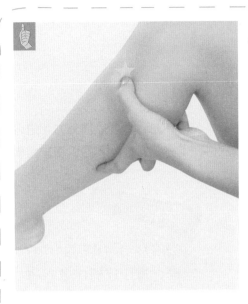

③ 用拇指指腹按压两侧足三里穴各20~30次，并以画圈方式按揉。

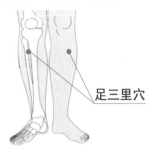

足三里穴

足三里穴

在小腿前外侧，外膝眼（犊鼻穴）下3寸，胫骨前缘外侧约1横指处，左右各1穴。

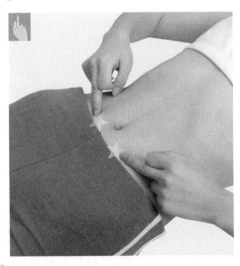

④ 用双手中指指腹回环揉天枢穴20~30次，逆时针和顺时针方向各1遍。

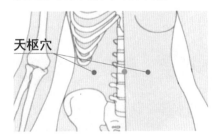

天枢穴

天枢穴

在中腹部，脐中旁开2寸，左右各1穴。

特效穴位解析

　　天枢穴属于足阳明胃经，按压天枢穴具有调理胃肠、消炎止泻、通利大便的功能。主治便秘、腹胀、腹泻、脐周围痛、腹水、肠麻痹、消化不良等症。天枢穴与胃肠道联系紧密，对调节肠腑有明显的疗效。长期按摩天枢穴能够帮助改善肠道健康状况，减少毒素沉积造成的面色黯沉、顽固色斑。

丰胸

>> 【概述】

丰胸，也叫隆胸或丰乳，是女性为了提升个人女性魅力，主要依靠外力手法，对胸部的形状进行塑造、增大乳房的行为。点按穴位有助于疏通经脉，可以使丰胸事半功倍。

胸部变小原因较多，主要有乳房先天发育不良，或因胸部手术行乳腺切除，或由于意外伤害造成乳房的不完美，以及生育之后出现乳房萎缩、乳房有轻度的下垂及两侧不对称。

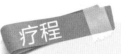

疗程

每日1次，10次为1个疗程，每疗程间休息1～2天，再进行下1个疗程。

按压步骤

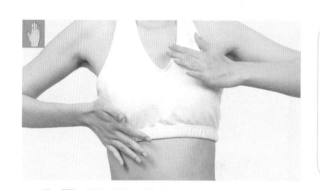

1 一手掌面托起同侧乳房的底部，另一手掌面放在另一侧乳房的上部，然后双手掌相对向乳沟方向合力推运10次。

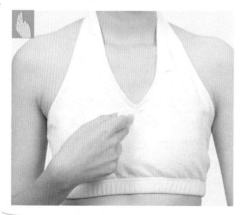

2 用食指与中指指腹叠加按揉膻中穴20～30次，手法由轻至重。

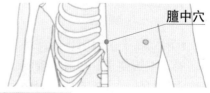

膻中穴

膻中穴

在胸部正中线上，平第4肋间，两乳头连线中点处。

特效穴位解析

膻中穴属任脉，是人体保健的要穴，具有宽胸理气、活血通络、清肺止喘、舒畅心胸的功效，主治胸部疼痛、腹部疼痛、心悸、呼吸困难、咳嗽、过胖、过瘦、呃逆、乳腺炎、缺乳症、咳喘病等。女性朋友按摩刺激膻中穴不仅能防治乳腺炎，还可最直接地促进雌性激素的分泌，达到丰胸美容的效果。

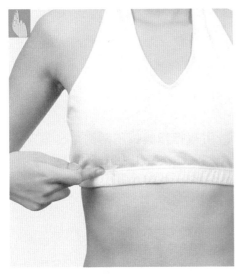

❸ 用食指和中指指腹叠加按揉两侧乳根穴各20～30次。

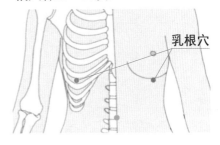

乳根穴

乳根穴

在胸部，乳头直下，当第5肋间隙，前正中线旁开4寸，左右各1穴。

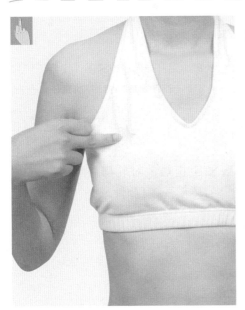

❹ 用中指指腹按揉两侧天池穴各20～30次。

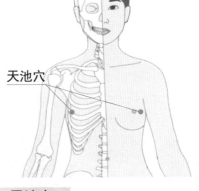

天池穴

天池穴

在胸部，当第4肋间隙，乳头外1寸，前正中线旁开5寸，左右各1穴。

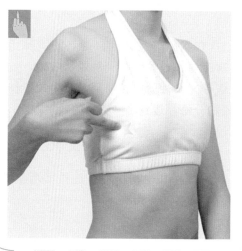

5 用中指指腹按揉两侧膺窗穴各20～30次。

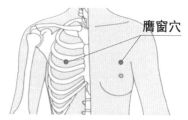

膺窗穴

膺窗穴

在胸部，当第3肋间隙，前正中线旁开4寸，左右各1穴。

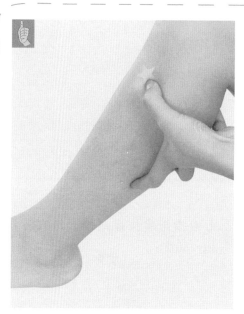

6 用拇指指腹按压两侧足三里穴各20～30次，用力时不可以憋气。

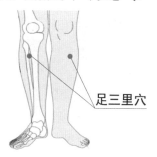

足三里穴

足三里穴

在小腿前外侧，外膝眼（犊鼻穴）下3寸，胫骨前缘外侧约1横指处，左右各1穴。

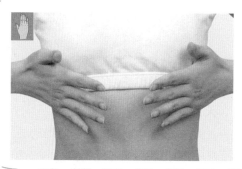

7 双手搓热，对乳房做顺时针方向的环形抚摸1分钟。

祛痘

》【概述】

痤疮俗称"青春痘"，又名"粉刺""酒刺""暗疮"等，通常好发于面部、颈部、胸背部、肩膀和上臂。它是一种毛囊皮脂腺单位的慢性炎症性皮肤病，临床以白头粉刺、黑头粉刺、炎性丘疹、脓疱、结节、囊肿等为主要表现。这种疾病青春期多见，但也不完全受年龄阶段的限制，从儿童到成人，几乎所有年龄段的人都可以发病。

由于青春期产生的性激素增加，刺激皮脂使其分泌增多，皮脂从毛囊口排出到皮肤表面，与空气中的灰尘混合后堵塞于毛囊口，不能及时排出，感染细菌而形成痤疮。

中医治疗多以清肺热、祛风热、凉血活血为原则，只要平时注意皮肤的护理及饮食调理，并进行合理的点穴治疗，战胜痘痘并不困难。

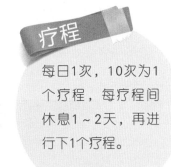

疗程

每日1次，10次为1个疗程，每疗程间休息1～2天，再进行下1个疗程。

按压步骤

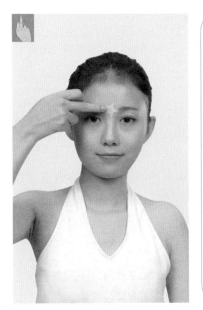

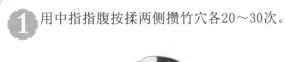

① 用中指指腹按揉两侧攒竹穴各20～30次。

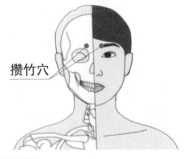

攒竹穴

攒竹穴

在前额，眉头（眉毛内侧边缘）凹陷处，左右各1穴。

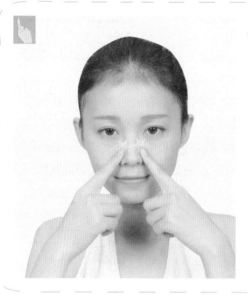

2 用食指指腹按揉两侧迎香穴各20～30次。

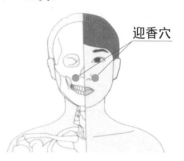

迎香穴

迎香穴

在面部，鼻翼外缘中点旁开约0.5寸，鼻唇沟中，左右各1穴。

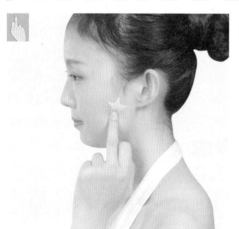

3 用中指指腹按揉两侧颊车穴各20～30次。

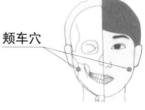

颊车穴

颊车穴

在面部，下颌角前上方约1横指，左右各1穴。

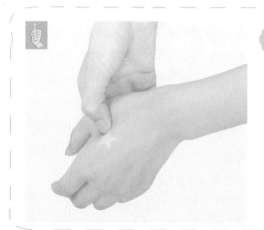

4 拇指屈曲，垂直按揉两侧合谷穴各20～30次。

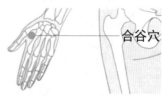

合谷穴

合谷穴

在手背，第1、第2掌骨间，当第2掌骨桡侧的中点处，左右各1穴。

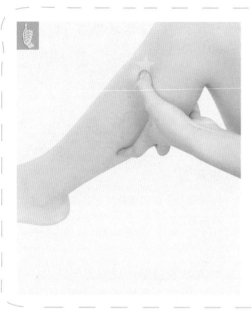

5 用拇指指腹向下按压两侧足三里穴各20～30次，使之产生酸胀感为佳。

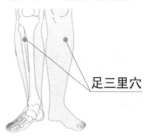

足三里穴

足三里穴

在小腿前外侧，外膝眼（犊鼻穴）下3寸，胫骨前缘外侧约1横指处，左右各1穴。

特效穴位解析

　　足三里穴属足阳明胃经，按摩足三里穴有调节机体免疫力、增强抗病能力、调理脾胃、补中益气、通经活络、疏风化湿、扶正祛邪的功效，主治胃痛、呕吐、腹胀、肠鸣、消化不良、下肢痿痹、泄泻、便秘等。按摩足三里穴对治疗因胃肠机能失调引起的痤疮有特殊的效果。

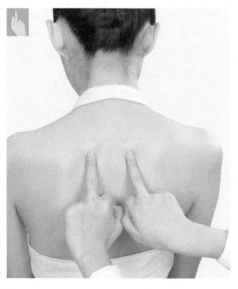

6 用中指指腹着力，按揉两侧肺俞穴各20～30次。

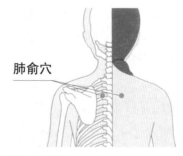

肺俞穴

肺俞穴

在背部，第3胸椎棘突下，旁开1.5寸，左右各1穴。

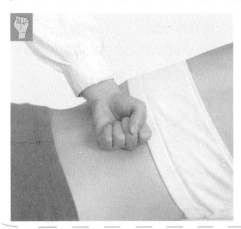

7 用拳背着力，按揉两侧胃俞穴各20～30次。

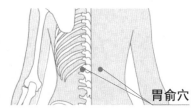

胃俞穴

胃俞穴

在背部，第12胸椎棘突下，旁开1.5寸，左右各1穴。

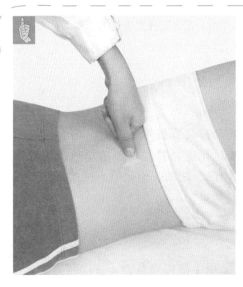

8 他人辅助按摩：受术者俯卧位，术者可用拇指指腹或鱼际着力按揉两侧肺俞、胃俞穴各20～30次。

（胃俞穴定位见步骤7）

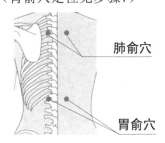

肺俞穴

胃俞穴

肺俞穴

在背部，第3胸椎棘突下，旁开1.5寸，左右各1穴。

医师提示

1.禁止用手挤压或用针清除青春痘，因为挤压会引起毛囊结构变形，易造成痘印和瘢痕。

2.常用温水洗脸，一般在晨起后、午休后和晚睡前各清洁面部1次。

3.劳逸结合，保持精神愉快。

特效小偏方

■ 原料：薏苡仁50克，白糖15克。

■ 做法：薏苡仁洗净，加水煮粥。调白糖服食，每日1次，连服1个月。

■ 功效：健脾，利湿，清热，治疗青春痘。

调理体质，缓解手脚发凉

>> 【概述】

　　倘若你在气温正常的情况下，身体总是瑟瑟发抖，那么就不要硬着头皮说自己是健康之躯了。一个健康的人，不会春夏秋冬都手脚冰凉，也不会随时随地都畏寒怕冷。如果你露出一点胳膊就喊冷的话，就一定要记住给你的身体加点暖了。

　　天气一冷，就有许多人感觉全身发冷，手脚尤其冰凉得受不了。其原因主要是冬天机体的新陈代谢减缓，低气温使血管收缩，血液回流能力减弱，使得手脚血液循环不畅，末梢神经循环不好，从而出现手脚发凉的症状。从中医的观点来看属于阳虚或气血虚，如果使用中医按摩长期调理，则可以改善体质。

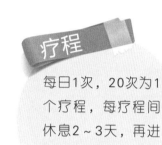

疗程

每日1次，20次为1个疗程，每疗程间休息2～3天，再进行下1个疗程。

按压步骤

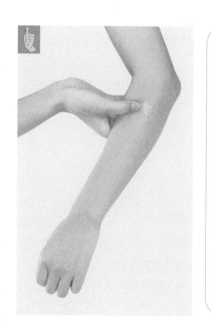

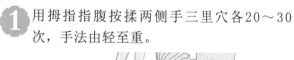

1 用拇指指腹按揉两侧手三里穴各20～30次，手法由轻至重。

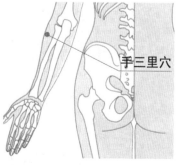

手三里穴

手三里穴

在小臂背面桡侧，当阳溪穴与曲池穴连线上，肘横纹下2寸，左右各1穴。

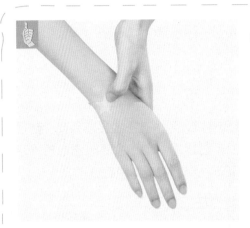

2 用拇指指腹按揉两侧阳池穴各20～30次，手法由轻至重。

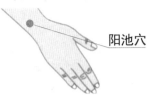

阳池穴

阳池穴

在腕部，腕背横纹中，当指伸肌腱的尺侧缘凹陷处，左右各1穴。

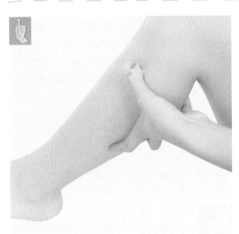

3 用拇指指腹按揉两侧足三里穴各20～30次，手法由轻至重，使之产生酸胀感为佳。

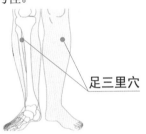

足三里穴

足三里穴

在小腿前外侧，外膝眼（犊鼻穴）下3寸，胫骨前缘外侧约1横指处，左右各1穴。

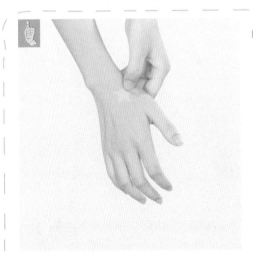

4 用拇指指腹按揉两侧阳溪穴各20～30次，手法由轻至重。

阳溪穴

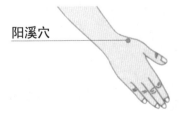

阳溪穴

在手腕桡侧，拇指上翘，当两筋（拇长伸肌健与拇短伸肌腱）之间凹陷中，左右各1穴。

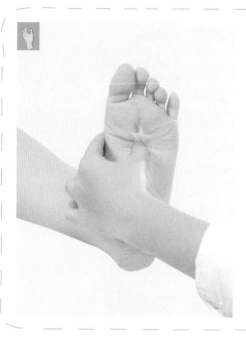

5 用拇指指尖用力点掐两侧涌泉穴各20～30次。

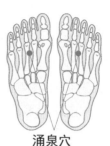

涌泉穴

涌泉穴

在足底第2、第3趾趾缝纹头端与足跟连线的前1/3处，即卷足时，足心前1/3的凹陷中，左右各1穴。

特效穴位解析

涌泉穴属足少阴肾经，具有通关开窍、引热下行的功效，主治神经衰弱、精力减退、倦怠感、妇科病、失眠、多眠症、高血压、晕眩、焦躁、糖尿病等。中医学认为，人体诸多经脉都汇集于足底，与全身各脏腑、组织、器官都有密切关系。坚持按摩足底的涌泉穴，可以益肾健骨，逐步改善手脚冰凉的症状。

医师提示

1.为了增加涌泉穴按摩效果，每一次按压前可先用热水泡足。

2.平时双手双脚互相搓擦手背、手心、脚背、脚心，从而起到温暖全身的作用。

3.加强锻炼，提高新陈代谢。

特效小偏方

■ 原料：米酒、热水、姜片各适量。

■ 做法：每晚睡前，将等量的热水和米酒混合，放入姜片，趁热泡脚。

■ 功效：促进血液循环，温暖肢体。

减肥，减少下肢赘肉

》【概述】

单纯性肥胖是各类肥胖中最常见的一种，约占肥胖人群的95％左右。这类人群全身脂肪分布比较均匀，没有内分泌紊乱现象，也无代谢障碍性疾病，其家族往往有肥胖病史，主要是由遗传因素及营养过剩引起的。标准体重（kg）＝〔身高（cm）－100〕×0.9，如果患者实际体重超过标准体重的20％即可诊断为肥胖症，还可以结合体重质量指数〔体重/身高^2（kg）/（m^2）〕计算，该指数＞24为肥胖症。

导致肥胖的外因以饮食过多而活动过少为主，热量摄入多于热量消耗，使脂肪合成增加，这是肥胖的物质基础；内因为人体内在因素（遗传因素、神经精神因素、高胰岛素血症等）使脂肪代谢紊乱而致肥胖。

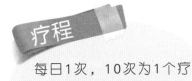

疗程

每日1次，10次为1个疗程，每疗程间休息1～2天，再进行下1个疗程。

按压步骤

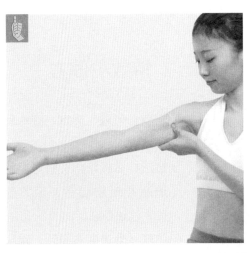

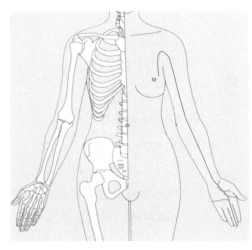

1 用拇指指腹按揉心包经。每日坚持按揉心包经10～20次。

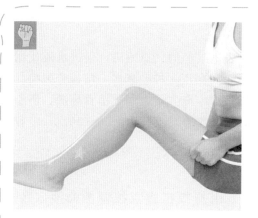
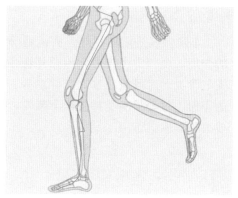

② 轻握拳，敲胆经。每日坚持敲打胆经20～30次。

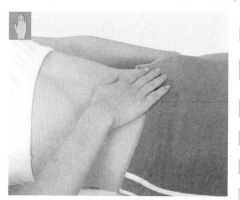

③ 用手掌摩腹。每日坚持顺时针方向按揉腹部10～20分钟。

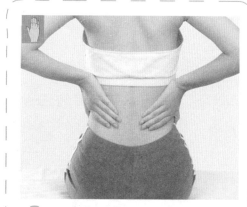

④ 用手掌擦腰。每日坚持上下擦腰部10～20分钟。

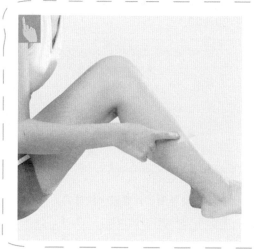

⑤ 用食指指腹点按两侧丰隆穴各10～20次。

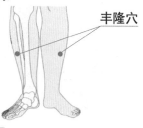

丰隆穴

在小腿前外侧，外踝尖上8寸，条口穴外1寸，距胫骨前缘2横指处，左右各1穴。

特效穴位解析

丰隆穴属足阳明胃经，有疏通脾、胃表里二经的气血阻滞，促进水液代谢的作用。现代常用丰隆穴治疗耳源性眩晕、高血压、神经衰弱、精神分裂症、支气管炎、腓肠肌痉挛、肥胖症等。经常按摩丰隆穴可以起到消食导滞、消脂的作用，每天早晚坚持按摩丰隆穴，同时配合收腹、收肛运动20～30次，能有效改善形体肥胖。

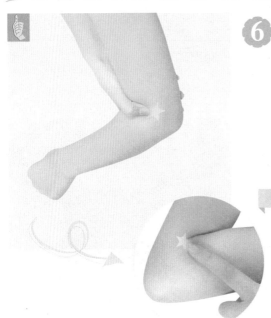

6 用拇指指腹点按两侧曲池穴各10～20次。

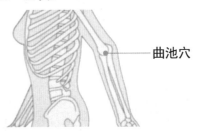

曲池穴

曲池穴

在肘部横纹外侧端，屈肘，当尺泽穴与肱骨外上髁连线中点，左右各1穴。

【简便取穴】

屈肘时，曲池穴在肘部横纹末端的终点处。

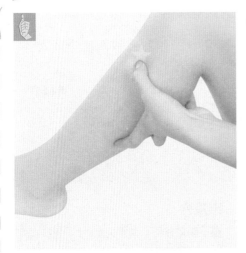

7 用拇指指腹按揉两侧足三里穴各20～30次。

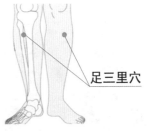

足三里穴

足三里穴

在小腿前外侧，外膝眼（犊鼻穴）下3寸，胫骨前缘外侧约1横指处，左右各1穴。

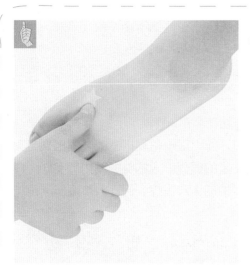

8 用拇指指腹点按两侧太冲穴各10～20次。

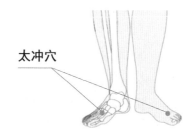

太冲穴

太冲穴

在足背，第1、第2跖骨结合部前方凹陷中，左右各1穴。

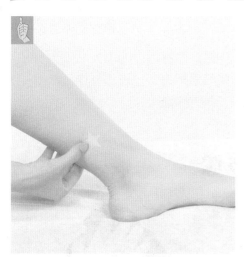

9 用拇指指腹点按两侧三阴交穴各10～20次。

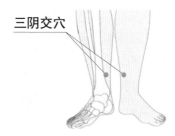

三阴交穴

三阴交穴

在小腿内侧，足内踝尖直上3寸，胫骨内侧后缘，左右各1穴。

医师提示

1.运动是最好的减肥方法，积极参加体育锻炼。

2.饮食应有节制，少食肥腻油炸食品。

3.注意调节情绪。

特效小偏方

■ 原料：乌龙茶3克，槐角18克，制首乌30克，冬瓜皮18克，山楂肉15克。

■ 做法：将后4味中草药共煎，去渣，以其汤液冲泡乌龙茶，代茶饮用。

■ 功效：消脂减肥。适于肥胖患者饮用。

养护头发，增加光泽

>> 【概述】

头发干枯是指头发失去水分和油脂的滋润，而出现干枯易折断，发尾出现分叉的现象。拥有一头健康、滑顺的头发是每一位女士的理想。人的头发就如同皮肤一样，需要经常滋润和呵护。保持充足的睡眠，经常参加体育锻炼，保证身体健康，再加上下面的穴位保健按摩，可以使美发事半功倍。

头发与人体内脏的功能密切相关。人体内气血不足、内脏功能失调，都会使头发失去濡养而发生干枯。此外，营养不良或营养失调，如维生素A缺乏、蛋白质缺乏等，遗传因素，大气污染的侵害，日晒、阳光中紫外线的伤害，化学物质的伤害，长期睡眠不足和疲劳过度，吸烟过多，某些疾病的伤害等也会使头发不再美丽。中医认为肾主骨生髓，其华在发。若血气盛，则肾气强，肾气强则骨髓充满，故头发润而黑；若血气虚，则肾气弱，肾气弱则骨髓竭，故头发变白干枯。

疗程

每日1次，20次为1个疗程，每疗程间休息2~3天，再进行下1个疗程。

按压步骤

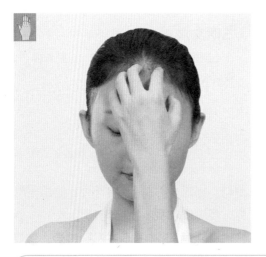
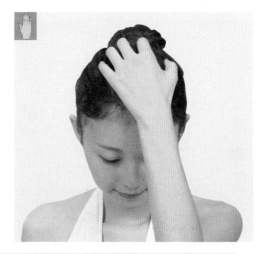

1 双手十指自然分开，稍屈曲，放在头部，用指腹着力，由前向后梳理头部1~2分钟。

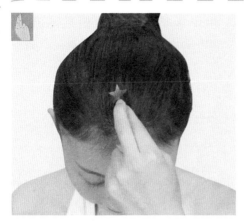

2 中指与食指指腹叠加按压上星穴20～30次，手法由轻至重。

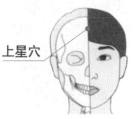

上星穴

上星穴

在头部，前发际正中直上1寸处。

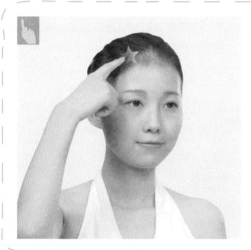

3 中指或食指指腹按压两侧头维穴各20～30次，手法由轻至重。

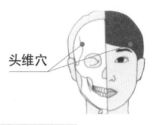

头维穴

头维穴

在头侧，额角发际上0.5寸，头正中线旁开4.5寸，左右各1穴。

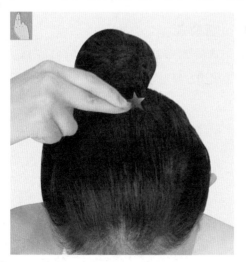

4 中指与食指指腹叠加按压百会穴20～30次，手法由轻至重。

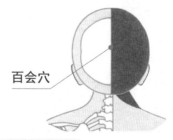

百会穴

百会穴

在头顶，前发际正中直上5寸，头顶正中线与两耳尖连线交点上。

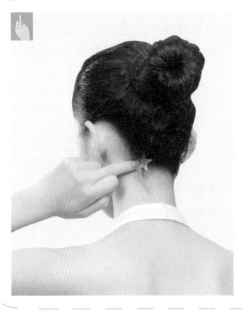

⑤ 用中指指腹点按两侧风池穴各20~30次，手法由轻至重。

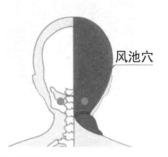

风池穴

风池穴

在颈项部，当枕骨之下，与风府穴相平，胸锁乳突肌与斜方肌上端之间的凹陷处，左右各1穴。

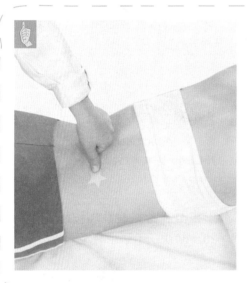

⑥ 用拇指指腹按揉脊柱两侧的肾俞穴各20~30次，手法由轻至重。

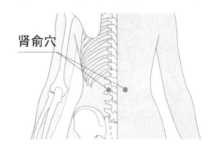

肾俞穴

肾俞穴

在腰部，第2腰椎棘突下，旁开1.5寸，左右各1穴。

特效穴位解析

　　肾俞穴属足太阳膀胱经，坚持按摩、击打肾俞穴，能够增加肾脏的血流量，改善肾功能，主治遗尿、遗精、阳痿、月经不调、白带、水肿、耳鸣、耳聋、腰痛等病症。肾藏精，其华在发。毛发的营养虽然来源于血，其生机实根于肾。所以经常按揉肾俞穴不仅可以治疗腰膝酸软，而且能使头发更加浓密、光亮、柔润。

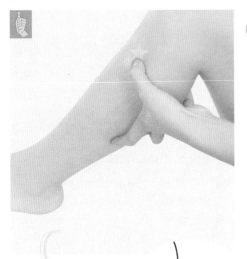

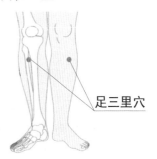

7 用拇指点按两侧足三里穴各20～30次，手法由轻至重。

足三里穴

足三里穴

在小腿前外侧，外膝眼（犊鼻穴）下3寸，胫骨前缘外侧约1横指处，左右各1穴。

【简便取穴】

位于腿膝盖骨外侧下方凹陷处，向下约4横指宽处。

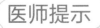

足三里穴

医师提示

1.少食辛辣、肥甘厚味之品，多食绿叶蔬菜、水果及枸杞、核桃、黑芝麻等乌发之品。

2.穴位按压必须长期坚持，非一日之功。

特效小偏方

■ 原料：制首乌30克，鸡蛋2个。

■ 做法：砂锅内放入清水，把整个鸡蛋同制首乌共煮10分钟，待蛋熟后去壳放入砂锅内再煮半小时即成。先吃蛋，后饮汤。

■ 功效：滋阴养血，治疗须发早白、脱发过多。

缓解腰酸

》【概述】

腰部酸痛是指以一侧或双侧腰部疼痛为主要症状的病症。腰痛轻重不一，休息时较轻，劳累后加重，阴雨天和潮湿、寒冷气候时也可加重，但检查无明显阳性体征。

多由急性腰扭伤未能得到及时有效的治疗，或者腰肌多次损伤未能得到修复所致。中医认为是肾虚的表现。

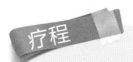

疗程

每日1次，10次为1个疗程，一般坚持2～3个疗程后即可见效。

按压步骤

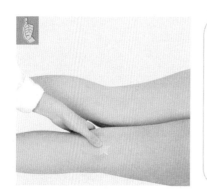

1 用拇指指腹按揉两侧委中穴各20～30次。

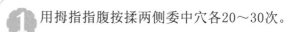

委中穴

在腿部，膝关节后侧腘窝横纹中点，当股二头肌腱与半腱肌肌腱的中间，左右各1穴。

委中穴

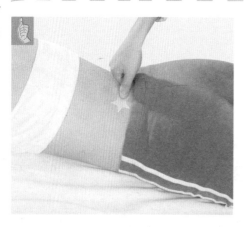

2 用拇指指腹按揉腰阳关穴各20～30次。

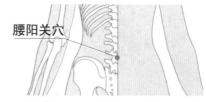

腰阳关穴

腰阳关穴

在腰部，后正中线上，第4腰椎棘突下凹陷中，约与髂脊相平。

特效穴位解析

腰阳关穴属督脉，具有除湿降浊的功效，能够缓解治疗腰骶痛、坐骨神经痛、月经不调、遗精、阳痿、带下、下肢麻痹等。此穴可配合督脉腧穴来治疗神志病，热病及腰骶、背、头、颈局部疾病和相应的内脏疾病。用大拇指在腰阳关穴的位置打转按摩，可以很好地改善腰部酸痛的症状。

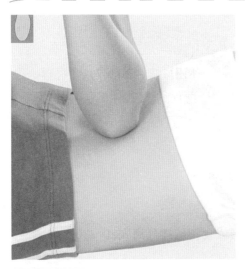

肾俞穴

在腰部，第2腰椎棘突下，旁开1.5寸，左右各1穴。

③ 用肘尖或拇指点按肾俞穴、大肠俞穴、阿是穴（压痛点），持续1～3分钟后松开，然后再点，反复3～5次。

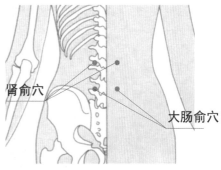

肾俞穴

大肠俞穴

大肠俞穴

在腰部，第4腰椎棘突下，旁开1.5寸，左右各1穴。

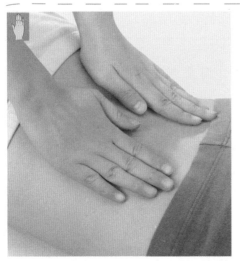

④ 手掌由上而下推擦两侧腰背肌，连续20～30次，以腰部感觉发热为度。

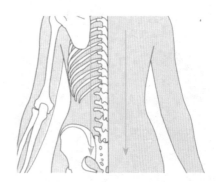

增加"性福"指数

》【概述】

现代人的性行为已经不仅仅是为生育了，它还是家庭和谐、享受生活的一种方式，有人干脆称之为"性福"。男性如果出现性功能障碍如早泄、阳痿，那非但无"性福"可言，反倒会承受难言的精神压力。

中医学认为"性福"指数低多因纵欲、思虑过度、酗酒、宗筋失养而致。如果坚持按照常规的点穴按摩方法，要不了多久就会发现："性福"之门已经向你敞开了。

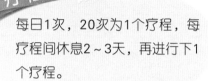

疗程

每日1次，20次为1个疗程，每疗程间休息2～3天，再进行下1个疗程。

按压步骤

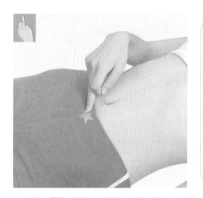

1 用中指或食指按揉气海穴20～30次。

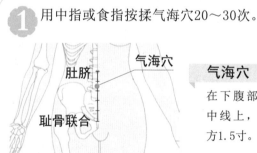

气海穴
肚脐
耻骨联合

气海穴

在下腹部，前正中线上，脐中下方1.5寸。

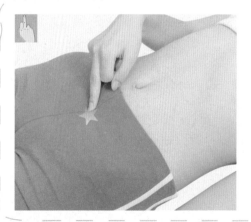

2 用食指或中指指腹按揉关元穴20～30次，手法由轻至重。

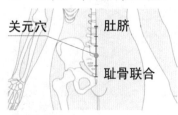

关元穴
肚脐
耻骨联合

关元穴

在下腹部，前正中线上，脐中下方3寸。

特效穴位解析

关元穴属任脉，具有培元固本、补益下焦的功效。刺激关元穴除了对神经衰弱、手脚冰冷、生理不顺、精力减退等有疗效外，还主要通过调节内分泌，治疗泌尿、生殖系统疾病，如遗尿、尿血、尿频、尿道痛、遗精、阳痿等。脐下肾间之气藏于关元穴，所以有强肾壮阳、增加男性性功能的功效，长期坚持按揉，效果显著。

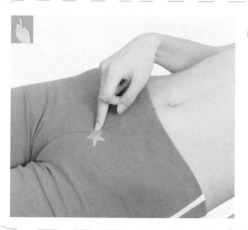

3 用中指或食指按揉中极穴20～30次。

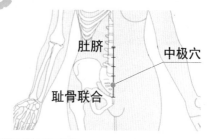

肚脐
中极穴
耻骨联合

中极穴

在下腹部，前正中线上，当脐中下方4寸。

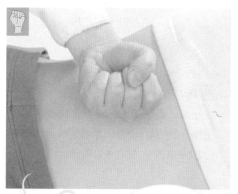

4 用拳背按揉命门穴20～30次。

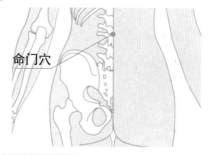

命门穴

命门穴

在腰部，后正中线上，第2腰椎棘突下凹陷中。

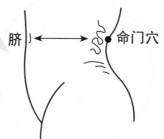

脐 命门穴

《简便取穴》

此穴大体正对肚脐，左右平行移向背后。透过肚脐做腰椎的垂线，该线与后正中线的交点就是命门穴。

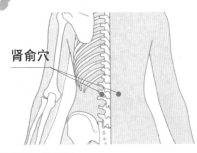

5 用拳背按揉两侧肾俞穴各20～30次。

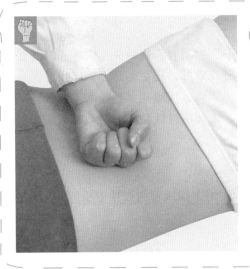

肾俞穴

肾俞穴

在腰部，第2腰椎棘突下，旁开1.5寸，左右各1穴。

6 用拇指指腹用力按揉两侧涌泉穴各20～30次。

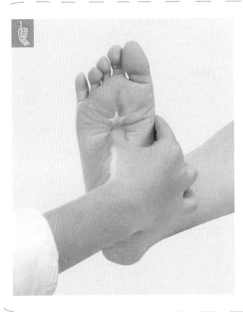

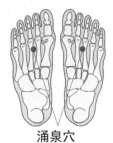

涌泉穴

涌泉穴

在足底，足底第2、第3趾趾缝纹头端与足跟连线的前1/3处，即卷足时，足心前1/3的凹陷中，左右各1穴。

医师提示

1.性功能障碍多与精神因素密切相关，所以应缓解思想压力，增强信心。

2.不可滥用对性功能有影响的降压药、镇静药、利尿药及抗雄激素药。

特效小偏方

■ **原料**：苦瓜子、黄酒各适量。

■ **做法**：苦瓜子炒熟研末，黄酒送服，每次15克，每日3次。

■ **功效**：健脾补肾。

儿童——益智强身，增强抵抗力
捏脊保健

》【概述】

婴幼儿偏食、厌食、消化不良、营养不良、易感冒等问题在现代社会较普遍，小儿先天、后天发育不足引起的一些慢性疾病也给家庭带来许多麻烦。滥用药物会对小儿体质造成一定的损害，而捏脊疗法可以帮助孩子祛病强身、增强体质，是一种简单易学、效果明显、适于家庭操作的推拿方法。

捏脊疗法通过捏提等手法作用于背部的督脉、足太阳膀胱经，具有疏通经络、调整阴阳、促进气血运行、改善脏腑功能以及增强机体抗病能力等作用。临床常用于治疗小儿消化不良、厌食、腹泻、呕吐、便秘、咳喘、夜啼等病症。

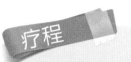

疗程

一般每天或隔天捏脊1次，6次为1个疗程。慢性疾病在1个疗程后可休息1周，再进行第2个疗程。

按压步骤

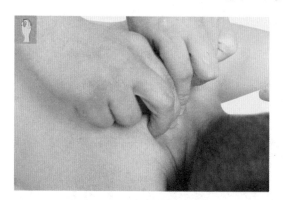

① 拇指在后，食指、中指在前，夹持肌肤，从长强穴沿着督脉边提拿边向大椎穴推移。

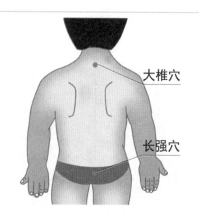

长强穴

在臀部尾骨端下，尾骨端与肛门连线的中点处。

大椎穴

在颈项部，第7颈椎棘突下凹陷中。

147

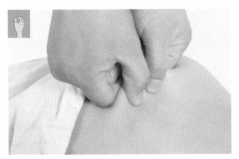

② 拇指在前，食指、中指在后，夹持肌肤，从长强穴沿着督脉边捏边提拿边向大椎穴推移。

穴位图及穴位解析同步骤1。

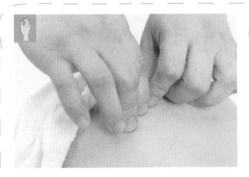

③ 食指、中指在前，拇指在后，夹持肌肤，从大椎穴向腰骶尾部长强穴方向捏脊，称之为"倒捏脊法"。

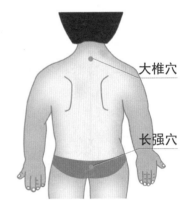

长强穴

在臀部尾骨端下，尾骨端与肛门连线的中点处。

大椎穴

在颈项部，第7颈椎棘突下凹陷中。

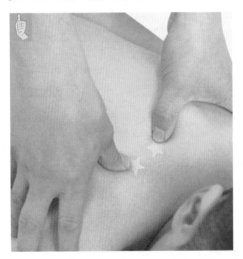

④ 用拇指按揉两侧背俞穴各2～3次。

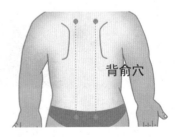

背俞穴

在背部，后正中线（督脉）旁开1.5寸处，从肺俞穴到膀胱俞穴，左右各12穴。

增进食欲

>> 【概述】

食欲不振是指进食的欲望降低，完全不思进食则称厌食。小儿往往表现为消瘦、营养不良、抵抗力差；或反复发作的上腹痛、腹胀、早饱、嗳气、厌食、反酸、恶心、呕吐等消化功能障碍症状，但经各项检查未发现器质性疾病。

中医认为食欲不振最常见的原因是脾胃不和、运化功能失调，一般通过调理脾胃即可收到效果。

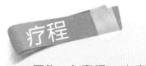

疗程

7日为1个疗程，治疗2~3个疗程。

按压步骤

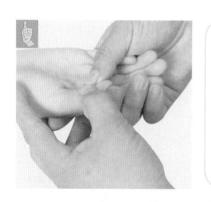

1 用拇指指腹从小儿拇指尖推至指根（或旋推拇指末节罗纹面），补脾土300次。

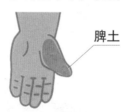

脾土

脾土

拇指桡侧自指尖至指根处，或拇指末节罗纹面。

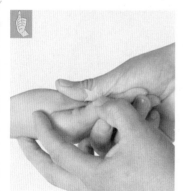

2 用拇指指腹从小儿食指尖推向虎口，补大肠300次。

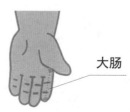

大肠

大肠

食指桡侧缘，由指尖至虎口成一直线。

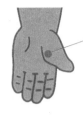

3 用拇指指腹点揉小儿板门200次。

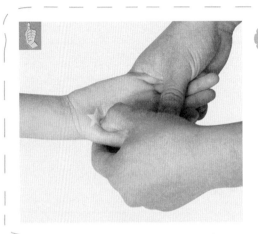

板门

板门

小儿手掌大鱼际平面之凹陷处，左右各1处。

4 用拇指旋掐小儿四横纹100次。

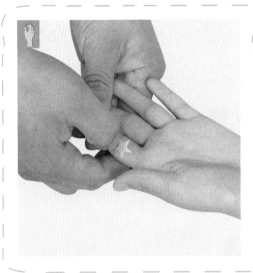

四横纹

四横纹

掌面食、中、无名、小指第1指间关节横纹中点处。

5 用两手拇指从小儿剑突下，沿两侧季肋缘分推腹阴阳30次。

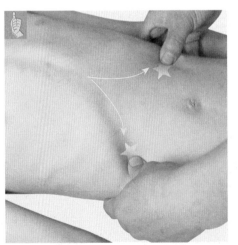

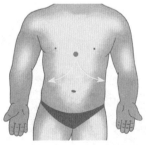

腹阴阳

在肚脐上，沿两肋弓成八字。

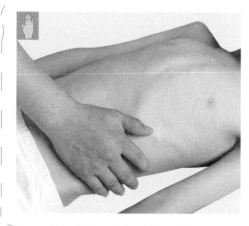

6 用手掌沿顺时针方向轻摩小儿腹部5分钟，捏脊5遍。

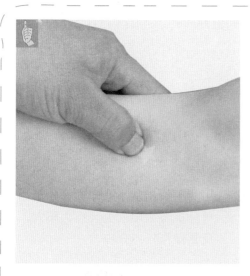

7 用拇指指腹按揉小儿两侧足三里穴各100次。

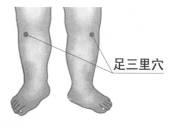

足三里穴

足三里穴

在小腿前外侧，外膝眼（犊鼻穴）下3寸，胫骨前缘外侧约1横指处，左右各1穴。

医师提示

1.操作时力度要适中，要达到一定的刺激量。

2.培养好的饮食习惯，调整饮食结构。

3.如治疗效果不明显，需进一步到医院检查。

特效小偏方

■ **原料：** 牛肚250克，大米70克，盐少许。

■ **做法：** 用盐将牛肚搓洗干净，切小丁，与大米煮成烂粥，加盐调味。食用。

■ **功效：** 健脾养胃，用于辅助治疗小儿病后虚弱、食欲缺乏、四肢乏力。

预防近视

>> 【概述】

近年来小学生近视眼患病率在逐步上升，进入中学以后，患病率更高。有的家长认为入学后读书"读出了近视眼"，其实不少小儿在入学以前已经患有近视眼，仅仅是没有被发现而已。所以预防近视眼应该从小开始。

近视是由多种因素导致的。近年来许多证据表明环境和遗传因素共同参与了近视的发生：例如长时间近距离看事物，使眼球中睫状肌失去弹性而导致晶状体不能复原，于是发生近视。中医认为近视是因为用眼过度，耗损肝血所致。

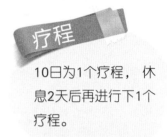

疗程

10日为1个疗程，休息2天后再进行下1个疗程。

按压步骤

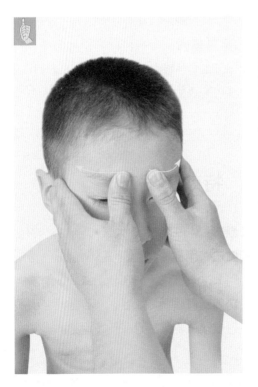

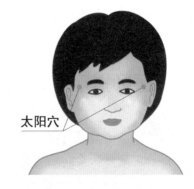

1 用两手拇指从小儿印堂开始沿眉弓分推至太阳穴处且揉太阳穴，反复操作1～3分钟。

太阳穴

太阳穴

在前额两侧，双眼后方，眉梢与外眼角之间，向后约1横指的凹陷处，左右各1穴。

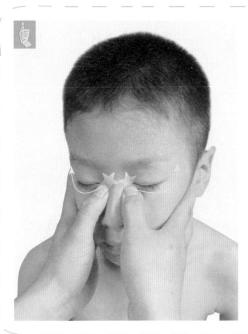

② 用两手拇指从小儿内眼角经下眼眶轻抹至太阳穴，反复操作10～30次。

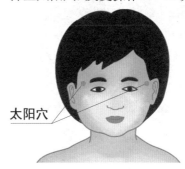

太阳穴

在前额两侧，双眼后方，眉梢与外眼角之间，向后约1横指的凹陷处，左右各1穴。

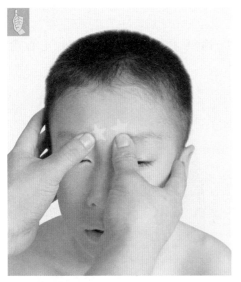

鱼腰穴

在前额，瞳孔直上，眉毛中，左右各1穴。

四白穴

在面部，双眼平视时，瞳孔正中央下约2厘米处，左右各1穴。

③ 用拇指指腹轻轻按揉小儿太阳穴、攒竹穴、睛明穴、鱼腰穴、四白穴各1分钟。

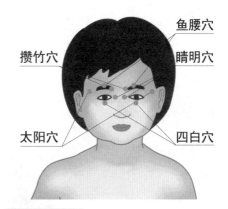

攒竹穴

在前额，眉头（眉毛内侧边缘）凹陷处，左右各1穴。

睛明穴

在面部，内眼角上方约0.1寸凹陷处，左右各1穴。

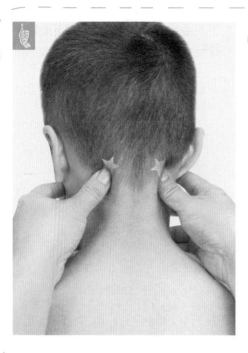

4 用两手拇指指腹点按小儿风池穴
10～30次。

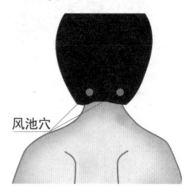

风池穴

风池穴

在颈项部，当枕骨之下，与风府穴相
平，胸锁乳突肌与斜方肌上端之间的凹
陷处，左右各1穴。

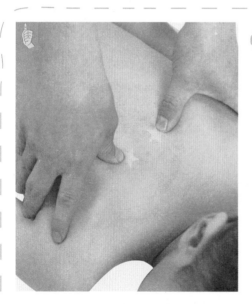

5 用两手拇指指腹按揉小儿心俞
穴、肝俞穴、肾俞穴各1分钟。

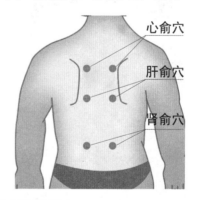

心俞穴
肝俞穴
肾俞穴

心俞穴

在背部，第5胸椎棘突下，旁开1.5寸，
左右各1穴。

肝俞穴

在背部，第9胸椎棘突下，旁开1.5寸，
左右各1穴。

肾俞穴

在腰部，第2腰椎棘突下，旁开1.5寸，
左右各1穴。

预防感冒

>> 【概述】

小儿感冒，也叫急性上呼吸道感染，是小儿最常见的疾病。根据其临床表现，一般分为风寒感冒和风热感冒两大类型。常见症状为恶寒，发热，头痛，鼻塞，流涕，咽痛，咳嗽等。严重者可出现高热，烦躁不安或嗜睡，甚至出现抽搐现象等。

感冒的发生与外界气候变化和小儿正气的强弱有密切关系。由于小儿脏腑娇嫩，形气未充，腠理疏薄，表卫不固，抗病能力较差，对外界气候变化不能很好适应，故易为外邪侵袭，导致感冒。

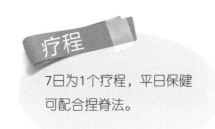

疗程

7日为1个疗程，平日保健可配合捏脊法。

按压步骤

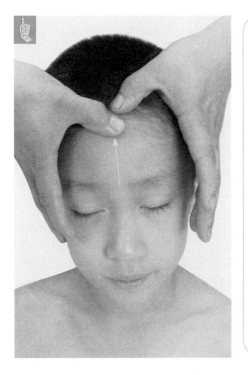

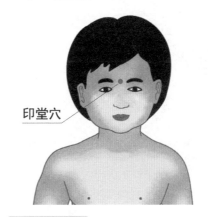

❶ 用两手拇指从小儿印堂穴开始，上推至前发际30次。

印堂穴

印堂穴

在前额，两眉头连线之中间，与前正中线之交点处。

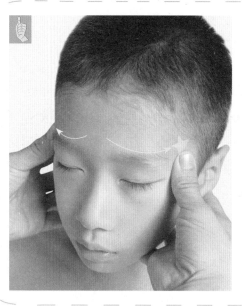

2 用两手拇指从小儿额中分抹至两侧太阳穴30次，按揉两侧太阳穴1~3分钟。

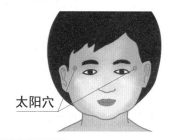

太阳穴

太阳穴

在前额两侧，双眼后方，眉梢与外眼角之间，向后约1横指的凹陷处，左右各1穴。

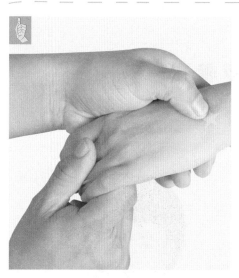

3 用拇指指腹按揉小儿一窝风穴1~3分钟。

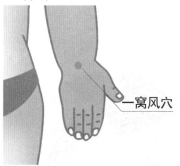

一窝风穴

一窝风穴

手背，腕横纹正中凹陷中。

特效穴位解析

　　一窝风穴属经外奇穴，具有祛风散寒、宣通表里、温中行气、镇惊止搐的功效，主治腹痛、急慢惊风、泄泻等。一窝风穴与外劳宫都有温阳散寒的功效，一窝风穴侧重散外寒，而外劳宫穴侧重于温脾化湿温里寒，温下元。按揉一窝风穴对治疗打喷流清涕、全身发冷症状的感冒有特殊疗效。对于0~1岁的小儿可揉3分钟，1~3岁的可揉5分钟。

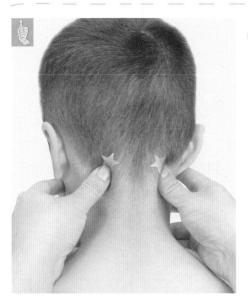

4 用两手拇指指腹按揉小儿风池穴1分钟。

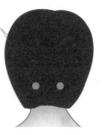

风池穴

风池穴

在颈项部，当枕骨之下，与风府穴相平，胸锁乳突肌与斜方肌上端之间的凹陷处，左右各1穴。

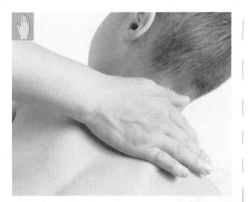

5 用掌心横擦小儿颈肩背部，以透热为度。

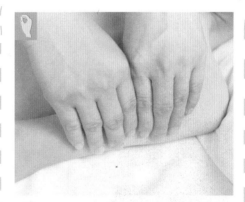

6 拇指和其余四指相对，拿揉上、下肢肌肉。

医师提示

如发热持续不退，引发肺炎、喘憋等并发症应及时就医，以免延误病情。

特效小偏方

■ 原料：柚子1个，北杏仁、贝母、银耳各50克、蜂蜜适量。

■ 做法：柚子留皮去核，配北杏仁、贝母、银耳，加适量蜂蜜炖煮，常服。

■ 功效：强健肺部，辅助治疗感冒、咳嗽、气喘。

增高保健

>> 【概述】

小儿如何长高，是父母最为关心的话题之一。身高发育是否正常是衡量一个人健康的标准之一，只有对应年龄长到平均高度，才算是正常的。不过有些孩子并没有达到对应年龄的标准线，这样容易造成孩子自卑的心态，对于身体健康发育是非常不利的。

中医认为，肾主骨，儿童的长高首先需要骨骼健康发育，而骨骼的健康发育取决于肾气是否旺盛。骨骼的精华在骨髓，而脑为髓海，是骨髓汇集的大海，所以养肾就能养骨骼，滋养骨髓，最终滋养大脑。

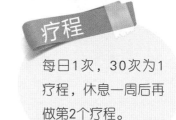

疗程

每日1次，30次为1疗程，休息一周后再做第2个疗程。

按压步骤

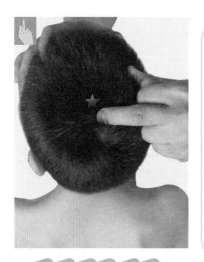

1 用中指指腹按揉小儿百会穴20～50次。

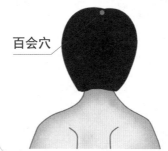

百会穴

百会穴

在头顶，前发际正中直上5寸，头顶正中线与两耳尖连线交点上。

特效穴位解析

百会穴属督脉，按摩此穴具有振奋阳气、扶正祛邪、清利头目的功效，主治头痛、头重脚轻、痔疮、高血压、低血压、宿醉、目眩失眠、焦躁等病症。按摩百会穴可以起到活血通络的作用。配合捏脊按摩可以促进经络的运行，有利于孩子骨骼生长和身体发育。

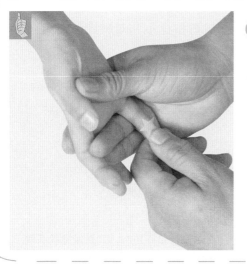

2 用拇指旋推小儿拇指末节罗纹面，补脾土100～300次；旋推小指末节罗纹面，补肾100～300次；推食指指面，从指根推向指尖，平肝100～200次。

脾土

拇指桡侧自指尖至指根处，或指末节罗纹面。

肾

小指指腹罗纹面。

肝

食指指面，从指根到指尖。

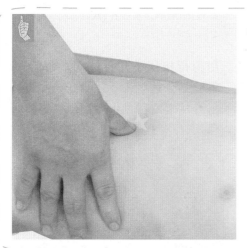

3 用拇指顺时针方向揉腹3分钟，顺时针方向点揉中脘穴、天枢穴各30次。

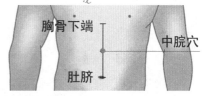

中脘穴

在上腹部，前正中线上，脐中上方4寸。

天枢穴

在中腹部，脐中旁开2寸，左右各1穴。

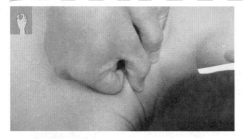

4 拇指在前，食指、中指在后，夹持肌肤，从长强穴沿着督脉边捏边提拿边向大椎穴推移，捏脊3～5遍。

长强穴

在臀部尾骨端下，尾骨端与肛门连线的中点处。

大椎穴

在颈项部，第7颈椎棘突下凹陷中。

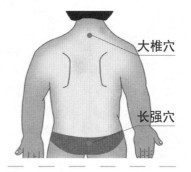

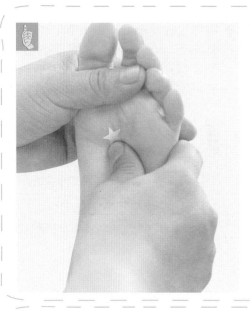

5 用拇指揉小儿双脚底的涌泉穴各20～30次。

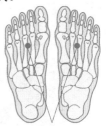

涌泉穴

涌泉穴

在足底，足底第2、第3趾趾缝纹头端与足跟连线的前1/3处，即卷足时，足心前1/3的凹陷中，左右各1穴。

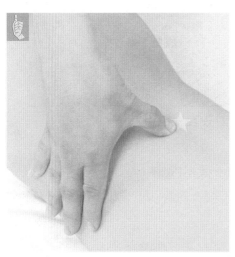

6 用拇指按揉小儿身柱穴、命门穴各3～5分钟。

（身柱穴定位见步骤7）

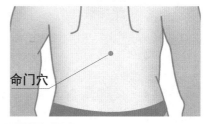

命门穴

命门穴

在腰部，后正中线上，第2腰椎棘突下凹陷中。

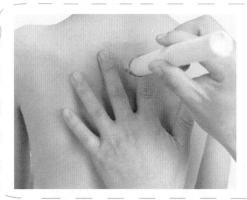

7 艾灸小儿身柱穴10分钟。

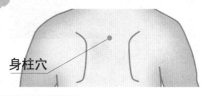

身柱穴

身柱穴

在背部，后正中线上，第3胸椎棘突下凹陷中。